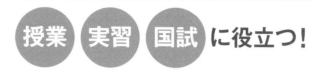

授業 実習 国試 に役立つ！

看護学生のための
重要疾患ドリル

2024

フラピエかおり

メヂカルフレンド社

はじめに

　看護学生の皆さん、はじめまして、かおりんです。皆さんはいま、看護師になるために日々授業、実習、国家試験学習に励んでいることと思います。

　看護師国家試験に合格し、看護師となり、患者さんに適切な看護を実践するためには、当然ながら疾患についての正確な知識が必要です。しかし、疾患の理解には、まずベースに解剖生理、そして病理学、薬理学などの知識が必要となります。苦手意識をもっている方が多いのではないでしょうか。

　そこで今回、皆さんが授業で、実習で、国試で問われることになる重要な疾患について効率的・効果的に学習できる教材を考えました。

　本書は、まだ1年生で学習を始めたばかりのころから、国試対策を行う最高学年までずっと使えるように作りました。本書で繰り返し学習すれば、授業や実習、国試で目にする多くの重要疾患の知識を身に付けられるはずです。

　「看護師になる」という目標のために、本書がお役に立つことを願っています。

フラピエかおり

本書の使い方ガイド

　本書では、各章をⅠ〜Ⅳのパートで構成しています。

Ⅰ「解剖生理ドリル」（12章「小児疾患」、13章「精神疾患」にはこのパートはありません）

　本パートでは、「解剖生理」の知識を習得していきます。解剖生理の知識は、疾患を理解するための前提となるものです。ここをおろそかにすると、次に学ぶ疾患のことがなかなか頭に入ってきませんので、まずはこのパートに取り組んでみましょう。

Ⅱ「疾患ドリル」（12章、13章ではパートⅠです）

　本パートは、本書の核となる部分で、各器官系統の代表的な疾患について学習します。ひとつひとつ丁寧に解いて、疾患の病態・症状・検査法・治療法を理解していきましょう。さらに、ドリルの横のスペースには、知っておくとタメになる知識を「study!」に、更なる発展学習のためのポイントを「かおりんPoint」にまとめていますので、これらも役立ててください。

Ⅲ「復習○×問題」・Ⅳ「力だめし国試問題」（12章、13章ではパートⅡ、Ⅲです）

　本パートは、○×問題や四択問題を解くことで、それまでに学習したことが身に付いているかを確認するものです。特に「力だめし国試問題」は実際の国試の過去問題にトライするパートですので、皆さんの最終的な目標である国試合格に直結しています。

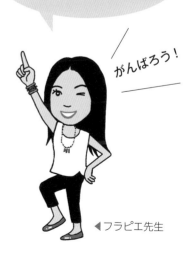

空欄の言葉だけを
暗記するのではなく、
文全体をしっかり読みましょう

がんばろう！

◀フラピエ先生

Contents

デザイン／タクトシステム
イラスト／北原功、さとうかおり、スタートライン

第 1 章

呼吸器

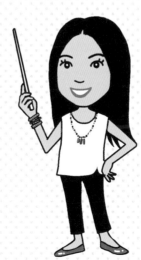

かおりん
advice

この章では
つぎのポイントについて
理解を深めていきましょう！

☑ 気道・胸郭・肺の構造は？
☑ 呼吸はどのように行われる？
☑ 内呼吸・外呼吸の違いは？
☑ 換気障害の分類と代表的な疾患は？
☑ 肺がんの組織型とそれぞれの発生部位や特徴は？

I 解剖生理ドリル

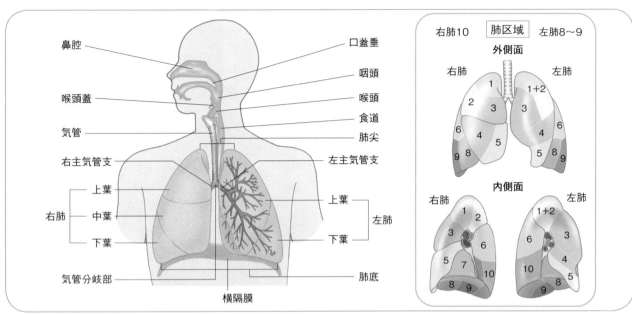

図1 呼吸器系の全景

1）気道の構造と機能（図1）

1□□ 気道のうち、**鼻腔、咽頭、喉頭**を❶_____、**気管、気管支**を❷_____という。

2□□ 鼻腔では、通過する空気の加湿、加温を行う。鼻腔の**鼻中隔前下部**は❸_____といい、**鼻出血**を起こしやすい。

3□□ ❹_____は頭蓋底から喉頭まで続く。食物と空気の通り道を兼ねる。**咽頭鼻部、咽頭口部**、❺_____に分けられる。

4□□ 食物が咽頭に入ると❻_____が閉鎖し、食物が気管に入ることを防ぐ。この機能がはたらかず、食物などの異物が気管に流入してしまうことを❼_____という。

5□□ ❽_____は気管の入り口にあり、❾_____や❿_____などの軟骨に囲まれている。⓫_____（前庭ヒダと声帯ヒダの間）があり、**発声**に関与する。

6□□ 気管の長さは成人で約⓬_____cmで、第4～5胸椎の高さにある**気管分岐部**で左右の⓭_____に分かれる。

7□□ 左右の主気管支では、⓮_____気管支のほうが太く短く、傾斜が⓯_____である。このため、誤嚥した異物が入りやすく、誤嚥性肺炎を起こしやすい。

---

study! **誤嚥性肺炎とは**

食べ物や水などの異物が誤嚥によって肺に入り、細菌が繁殖することで生じる肺炎。

Answer

1）気道の構造と機能

解答順不同→❾❿

❶上気道 ❷下気道
❸キーゼルバッハ部位 ❹咽頭
❺咽頭喉頭部 ❻喉頭蓋 ❼誤嚥
❽喉頭 ❾甲状軟骨 ❿輪状軟骨
⓫声門 ⓬10 ⓭（主）気管支
⓮右 ⓯急

呼

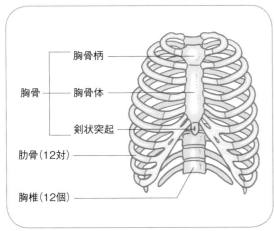

図2 胸郭

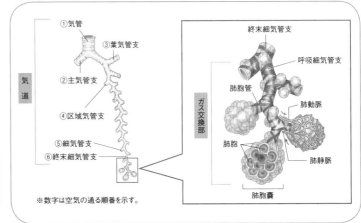

図3 気管・気管支の分岐と肺胞

※数字は空気の通る順番を示す。

2) 胸郭の構造 (図2)

学習日　1回目　　　　　2回目

1□□　胸郭は、❶＿＿＿＿＿＿と、❷＿＿＿＿＿対の**肋骨**、❸＿＿＿＿＿＿個の**胸椎**で構成される。

2□□　吸気は、頸髄から起始する**横隔神経**に支配される❹＿＿＿＿＿＿＿と、胸髄から起始する**肋間神経**に支配される❺＿＿＿＿＿＿＿により行われる。

3□□　胸郭の壁を❻＿＿＿＿＿＿、胸壁で囲まれた内部空間を❼＿＿＿＿＿＿という。

4□□　肺と胸郭は❽＿＿＿＿＿＿に覆われている。胸壁側を❾＿＿＿＿＿＿、肺側を❿＿＿＿＿＿＿という。

3) 肺の構造と機能 (図1)

学習日　1回目　　　　　2回目

1□□　肺は右肺と左肺とに分かれる。右肺は❶＿＿＿＿＿・❷＿＿＿＿＿・❸＿＿＿＿＿の3葉、左肺は❹＿＿＿＿＿・❺＿＿＿＿＿の2葉からなる。肺葉はさらに区域に分けられ、右肺には10、左肺には8～9の区域がある。この肺区域は、各区域の形状はほぼくさび形で、胸膜下の結合組織で仕切られ、血管も独立している。

2□□　肺上部の細くなった部分を❻＿＿＿＿＿、気管支や肺動静脈が出入りする部分を❼＿＿＿＿＿という。肺の底は❽＿＿＿＿＿といい、凹面をなして横隔膜の上にのる。

3□□　正中線からやや左に❾＿＿＿＿＿があるため、容積は❿＿＿＿＿肺より⓫＿＿＿＿＿肺のほうが小さい。

4□□　肺内で気管支は、⓬＿＿＿＿＿、区域気管支、細気管支、終末細気管支、呼吸細気管支へと分岐し、肺胞管、⓭＿＿＿＿＿となる（図3）。

5□□　肺の機能血管は⓮＿＿＿＿＿である。肺の栄養血管は気管支の壁を走る⓯＿＿＿＿＿である。

study! **機能血管・栄養血管**

機能血管：その器官や臓器が機能を果たすための血液を運ぶ血管。
栄養血管：その器官や臓器に酸素や栄養を供給する血管。

Answer

2) 胸郭の構造

❶胸骨　❷12　❸12
❹横隔膜　❺外肋間筋　❻胸壁
❼胸腔　❽胸膜　❾壁側胸膜
❿臓側胸膜

3) 肺の構造と機能

解答順不同→❶～❸、❹❺

❶上葉　❷中葉　❸下葉　❹上葉
❺下葉　❻肺尖　❼肺門　❽肺底
❾心臓　❿右　⓫左　⓬葉気管支
⓭肺胞　⓮肺動静脈
⓯気管支動静脈

4）呼吸の生理（図4）

学習日　1回目　　　　2回目

1 ☐☐　肺胞から血液中に酸素を取り込み、二酸化炭素を放出することを❶ _____
という。全身の組織が血液中から酸素を取り込み、二酸化炭素を放出することを
❷ _____ という。

2 ☐☐　右心から肺へつながる**肺動脈**は、❸ _____ が豊富な❹ _____
血を運ぶ。肺から左心へつながる**肺静脈**は❺ _____ が豊富な❻ _____
血を運ぶ。右心室から肺を経て左心房に戻る血液循環を肺循環という。

3 ☐☐　呼吸数や呼吸の深さを調整する**呼吸中枢**は、❼ _____ に存在する。

4 ☐☐　延髄にある❽ _____ は$PaCO_2$の上昇を感知する。**頸動脈小体**や**大
動脈小体**にある❾ _____ はPaO_2の低下を感知する。

5 ☐☐　安静時の呼吸数は、成人で1分間に❿ _____ 回程度である。25回/分以上
を⓫ _____ 、12回/分以下を⓬ _____ という（成人の場合）。

6 ☐☐　胸腔内圧は胸膜腔内圧ともいわれ、常に⓭ _____ である（表1）。

7 ☐☐　肺胞内に取り入れられた酸素は、肺胞と毛細血管との⓮ _____ の差によって
血中に取り込まれる（表2）。

8 ☐☐　血液中に取り込まれた酸素は、**赤血球**内の⓯ _____ に結合して運搬
される。

study! **呼吸数の基準値（目安）**

	呼吸数（回/分）
成人	12～18
学童期	15～20
幼児	20～25
乳児	25～35
新生児	35～70

かおりん
point **呼吸筋**

横隔膜や外・内肋間筋などの
はたらきで胸郭の容積が変わ
ることにより、空気が出たり
入ったりします。

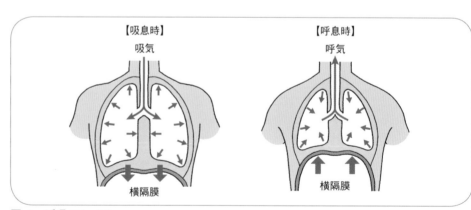

図4　呼吸のしくみ

Answer
4）呼吸の生理
❶外呼吸　❷内呼吸
❸二酸化炭素　❹静脈　❺酸素
❻動脈　❼延髄
❽中枢化学受容体
❾末梢化学受容体　❿12～18
⓫頻呼吸　⓬徐呼吸　⓭陰圧
⓮分圧　⓯ヘモグロビン

表1　吸気と呼気の比較

	横隔膜	肋間筋	気道内圧	肺胞内圧	胸腔内圧
吸気	収縮（下がる）	外肋間筋が収縮	陰圧	陰圧	陰圧（－7～－6 cmH_2O）
呼気	弛緩（上がる）	内肋間筋が収縮	陽圧	陽圧	陰圧（－4～－2 cmH_2O）

表2 分圧差

	酸素分圧 (mmHg)	二酸化炭素分圧 (mmHg)
肺胞気	100	40
静脈血	40	45
動脈血	80 ～ 100	40 ± 5

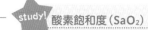

study! 酸素飽和度 (SaO₂)

赤血球中のヘモグロビンのうち酸素と結合しているヘモグロビンの割合。通常は 95 ～ 98% 程度。

9□□ 呼吸気量の指標には次のようなものがある（下表および図5）。

1回換気量	1回の呼吸で吸入される、または呼出される空気量 健常人で約❶⑥............................mL
予備吸気量	安静時の吸息（安静吸気位）のあとにさらに吸入しうる最大の吸気量
最大吸気量	最大に吸気したときに肺に入りうる吸気量。1回換気量＋予備吸気量
予備呼気量	安静時の呼息（安静呼気位）のあとにさらに呼出しうる最大の呼気量
❶⑦..........................	最大に呼出したあとに肺内に残っている空気量
❶⑧..........................	最大吸気位から最大呼気位までゆっくり呼出したときの呼出量 **1回換気量＋予備吸気量＋予備呼気量**
❶⑨..........................	最大吸気位から最大の速度で最大限に呼出したときの呼気量
❷⓪..........................	年齢・性別・身長から計算し予測される肺活量に対する実際の肺活量の割合
❷①	努力性肺活量のうち最初の1秒間に呼出される量
❷②	努力性肺活量に対する1秒量の割合
❷③	1回換気量＋予備吸気量＋予備呼気量＋残気量

10□□ 最大吸気位から最大努力呼出時の、気流速度を縦軸に、肺気量を横軸にして表したものを❷④.......................... という。呼気気流速度の最大値を❷⑤

.... という（図6）。

Answer

4）呼吸の生理

❶⑥500　❶⑦残気量　❶⑧肺活量
❶⑨努力性肺活量　❷⓪%肺活量
❷①1秒量　❷②1秒率　❷③全肺気量
❷④フローボリューム曲線
❷⑤ピークフロー

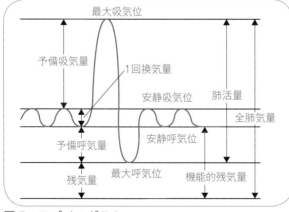

図5 スパイログラム

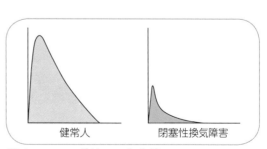

図6 フローボリューム曲線

かおりんpoint 呼吸困難の評価

呼吸困難を評価する指標として「ヒュー・ジョーンズ分類」や「修正 MRC 息切れスケール」などが用いられます。

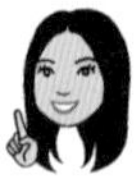

study! 修正MRC息切れスケール

・Grade 0：激しい運動をしたときだけ息切れがある
・Grade 1：平坦な道を早足で歩く、あるいは緩やかな上り坂を歩くときに息切れがある
・Grade 2：息切れがあるので、同年代の人よりも平坦な道を歩くのが遅い、あるいは平坦な道を自分のペースで歩いているとき、息切れのため立ち止まることがある
・Grade 3：平坦な道を約100m、あるいは数分歩くと息切れのために立ち止まる
・Grade 4：息切れがひどく家から出られない、あるいは衣服の着替えをするときにも息切れがある

study! 肺性心

肺の疾患により肺の血流が悪くなり、主として右心室の負荷が増大することで右心不全をきたしたもの。

Answer
1）病態
❶閉塞性　❷慢性気管支炎
❸気道　❹肺胞　❺肺胞壁
❻喫煙　❼大気汚染

2）症状
❶呼吸困難　❷咳嗽
❸ばち状指　❹樽状胸郭
❺口すぼめ

Ⅱ 疾患ドリル

慢性閉塞性肺疾患（COPD）

1）病態

学習日　1回目＿＿＿＿　2回目＿＿＿＿

1 □□　慢性閉塞性肺疾患（chronic obstructive pulmonary disease; COPD）は、炎症がもととなり進行性の**気流制限**を生じる❶＿＿＿＿＿＿の換気障害である。従来❷＿＿＿＿＿＿や**肺気腫**とよばれていた疾患の総称である。

2 □□　**閉塞性換気障害**とは、❸＿＿＿＿＿が閉塞するために、肺から十分に空気を吐き出すことができない状態をいう（図1）。

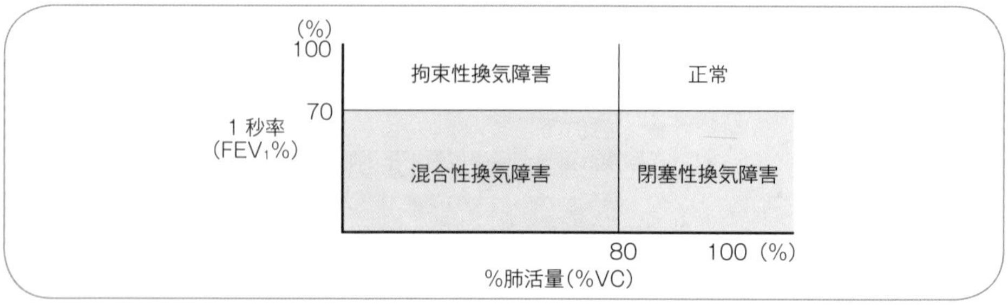

（%）
100
拘束性換気障害　｜　正常
1秒率 70
（FEV₁%）
混合性換気障害　｜　閉塞性換気障害

80　　100（%）
%肺活量（%VC）

図1 呼吸機能障害の分類

3 □□　COPDの**気流制限**は、末梢の気道病変と❹＿＿＿＿＿の気腫性病変があわさって引き起こされる。末梢の気道病変では、気道壁が炎症や線維化により狭窄し、粘液分泌物が貯留する。肺胞の気腫性病変は、❺＿＿＿＿＿が破壊され、弾性収縮力が低下して呼気を出しにくくなる。

4 □□　COPDは有害物質を長期に吸入・曝露することで生じる。最大の**危険因子**は❻＿＿＿＿＿で、そのほか、❼＿＿＿＿＿、職業上の**粉じん**への曝露などが原因となる。40歳以上の喫煙者に好発する。

2）症状

学習日　1回目＿＿＿＿　2回目＿＿＿＿

1 □□　主な症状は、労作時（体動時）の❶＿＿＿＿＿や、❷＿＿＿＿・喀痰である。進行すると日常生活全般で呼吸困難を感じるようになる。ほか、**肺性心**や肺高血圧などを呈す。

2 □□　爪が手掌側へ彎曲する❸＿＿＿＿＿がみられることもある。

3 □□　特徴的な所見として、肺の過膨張のために胸郭の前後径が拡大する❹＿＿＿＿＿、胸鎖乳突筋の肥大、シーソー呼吸、❺＿＿＿＿＿呼吸がみられる。

3）検査

学習日 1回目 ＿＿＿＿ 2回目 ＿＿＿＿

1 □□ 診断には、**呼吸機能検査**（スパイロメトリー）を行う。ガイドラインでは、❶＿＿＿＿＿＿＿＿を吸入した後のスパイロメトリーで❷＿＿＿＿＿＿＿＿が70％未満を示し、ほかの疾患が除外されればCOPDと診断するとされる。

2 □□ **胸部X線写真**では、❸＿＿＿＿＿の透過性が亢進する。

3 □□ **フローボリューム曲線**では、❹＿＿＿＿＿向きに凸型の曲線を示す。

4 □□ 病期は、❺＿＿＿＿＿＿＿＿（% FEV_1）により分類される。% FEV_1は、年齢や性別、体格などから予測される1秒量に対する実際の値の比率をいう。

かおりん
point **テオフィリン**

気管支拡張作用をもちます。有効血中薬物濃度の範囲が狭く中毒を起こしやすいため、定期的に血中濃度を測定する必要があります。

4）治療

学習日 1回目 ＿＿＿＿ 2回目 ＿＿＿＿

1 □□ COPDの治療の基本は❶＿＿＿＿＿である。また、薬物療法、呼吸リハビリテーション、**酸素療法**、換気補助療法、外科療法が行われる。

2 □□ **薬物療法**の中心は、❷＿＿＿＿＿＿＿＿である。これには❸＿＿＿＿＿＿、β_2刺激薬、メチルキサンチン（テオフィリン）の3タイプがある。

3 □□ ❹＿＿＿＿＿＿＿＿の副作用として、口渇、便秘などがある。

4 □□ 気流閉塞が重度で増悪を繰り返す場合は、吸入❺＿＿＿＿＿＿＿薬を用いる。

5 □□ **呼吸リハビリテーション**では、❻＿＿＿＿＿呼吸や❼＿＿＿＿＿呼吸などの呼吸訓練、運動療法、栄養療法などを行う。

6 □□ 急性増悪の誘因となる呼吸器感染症を予防するため、❽＿＿＿＿＿＿＿＿ワクチンや**肺炎球菌ワクチン**を接種する。ワクチンを接種することで、急性増悪や死亡率が改善するとされている。

7 □□ ❾＿＿＿＿＿＿＿＿（HOT）の適応は、$PaO_2 \leqq 55mmHg$または、$PaO_2 \leqq 60mmHg$で睡眠時や運動負荷時に著しい低酸素血症を示す場合である。長期のHOTにより予後が改善するとされる。HOTの実施時には、高濃度の酸素投与で**呼吸抑制**が生じる❿＿＿＿＿＿＿＿＿＿の発生に注意する。

8 □□ COPDでは慢性的な$PaCO_2$の上昇により⓫＿＿＿＿＿化学受容体の反応性が低下し、⓬＿＿＿＿＿化学受容体のPaO_2への反応だけで呼吸が保たれている。そこへ高濃度の酸素が投与されると、PaO_2が上昇して末梢化学受容体の信号も途絶えてしまい、呼吸抑制をきたすCO_2ナルコーシスを生じる。

9 □□ HOTで酸素を使用しているときは、周囲⓭＿＿＿＿＿m以内に**火気**を置かない。

10 □□ 呼吸不全が進行した場合は、⓮＿＿＿＿＿＿＿＿を用いた換気補助療法が行われる。近年は、侵襲度の少ない**非侵襲的陽圧換気療法**（NPPV）が行われてきている。

11 □□ 人工呼吸器の加湿器には、⓯＿＿＿＿＿＿＿＿を用いる。

study! **呼吸不全の種類**

呼吸不全とは室内空気吸入時のPaO_2が60mmHg以下の状態で、このうち$PaCO_2$が増加しないもの（$PaCO_2 \leqq 45mmHg$）をⅠ型呼吸不全、$PaCO_2$が増加するもの（$PaCO_2 > 45mmHg$）をⅡ型呼吸不全という。

study! **非侵襲的陽圧換気療法（NPPV）**

気管切開や気管挿管をせず、マスクを介して換気を行う方法。侵襲がないほか、会話や飲食が可能などのメリットもある。

Answer
3）検査
❶気管支拡張薬 ❷1秒率
❸肺野 ❹下 ❺対標準1秒量

4）治療
解答順不同→❻❼
❶禁煙 ❷気管支拡張薬
❸抗コリン薬 ❹抗コリン薬
❺ステロイド ❻口すぼめ ❼腹式
❽インフルエンザ ❾在宅酸素療法
❿CO_2ナルコーシス ⓫中枢
⓬末梢 ⓭2 ⓮人工呼吸器
⓯滅菌蒸留水

Ⅱ 疾患ドリル

肺がん

study! **肺がんの組織型**

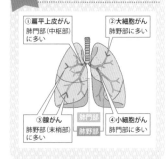

①扁平上皮がん
肺門部（中枢部）
に多い

②大細胞がん
肺野部に多い

③腺がん
肺野部（末梢部）
に多い

④小細胞がん
肺門部に多い

肺門部
肺野部

かおりん
point **受動喫煙**

健康増進法の第25条では受動喫煙の防止が謳われています。多人数が利用する施設では受動喫煙防止の措置を講じるよう努める、とされています。

study! **石綿（アスベスト）**

石綿（アスベスト）は繊維状の鉱物で、建築資材などに用いられてきた。肺がんのほか、中皮腫（胸膜や腹膜などの中皮細胞から発生する腫瘍）などの原因ともなる。現在は使用・製造が規制されている。

1）病態

学習日 1回目 _____ 2回目 _____

1□□　肺がんは、気管、気管支および肺に発生する❶_____悪性腫瘍である。

2□□　もともと肺に発生する❷_____と、他臓器のがんが転移した❸_____がある。

3□□　原発性肺がんは大きく、❹_____と**非小細胞肺がん**に分類される。多くが非小細胞肺がんである。非小細胞肺がんは、さらに**腺がん**、❺_____、**大細胞がん**に分類される。

4□□　❻_____は進行が速く転移もしやすいため予後は不良だが、放射線療法や化学療法への反応性はよい。

5□□　発生部位による分類では、❼_____型（中枢型）と❽_____型（末梢型）に分類される。

6□□　**好発部位**は、❾_____と大細胞がんは肺野、扁平上皮がんと❿_____は肺門である。

7□□　肺がんの**危険因子**として最も重要なものは、⓫_____である。特に扁平上皮がんと小細胞肺がんは関連が強い。

8□□　**喫煙指数**（Brinkman Index；ブリンクマン指数）は、1日の⓬_____×⓭_____で表される。これは肺がんのリスクの程度を表し、喫煙指数400以上は危険群、600以上は高危険群とされる。

9□□　喫煙者が**禁煙**した場合、喫煙を継続した場合に比べてリスクは⓮_____する。

10□□　自身が喫煙しなくても、⓯_____によってもリスクが上昇するとされる。

11□□　その他の危険因子としては、⓰_____などの閉塞性換気障害や**大気汚染**、⓱_____（アスベスト）などへの職業的曝露がある。

Answer

1）病態

❶上皮性　❷原発性　❸転移性
❹小細胞肺がん　❺扁平上皮がん
❻小細胞肺がん　❼肺門　❽肺野
❾腺がん　❿小細胞肺がん
⓫喫煙　⓬喫煙本数　⓭喫煙年数
⓮低下　⓯受動喫煙　⓰COPD
⓱石綿

2）症状

❶咳嗽　❷呼吸困難
❸上大静脈症候群
❹パンコースト症候群

2）症状

学習日 1回目 _____ 2回目 _____

1□□　肺がんの症状は、❶_____、喀痰、血痰などが起こり、❷_____や胸痛、発熱、全身倦怠感などが生じてくる。

2□□　病変の進展部位により、反回神経麻痺による嗄声や、腫瘍の圧迫による静脈還流異常である❸_____、胸郭外の腕部・頸部の神経や脈管の圧迫による❹_____などがみられる。

呼

3□□ 肺がんが**転移**しやすいのは、❺_____、骨、肝臓などで、転移した臓器の異常による症状が生じてくる。脳転移では、頭痛、悪心・嘔吐、麻痺など、肝転移では黄疸、肝機能障害などを呈する。骨転移では疼痛や骨折をきたす。

3）検査
<small>学習日 1回目＿＿＿＿ 2回目＿＿＿＿</small>

1□□ **胸部X線写真**などで肺がんが疑われた場合、まず❶_____が行われる。

2□□ 喀痰細胞診が陽性の場合、❷_____**検査や胸腔鏡検査**で病変の有無を観察する。組織を採取し、❸_____、細胞診を行い、病理的な確定診断を行う。

3□□ 進行度（浸潤や他臓器への❹_____）を調べるために、造影CTやPET、MRI検査などが行われる。骨への転移を調べるために骨シンチグラフィが行われる。

4□□ 肺がんの**腫瘍マーカー**には、❺_____やNSE、CYFRAなどがある。CEAは腺がんや大細胞がんで感度が高く、CYFRAは扁平上皮がんで感度が高いとされる。また、NSEは小細胞肺がんで感度が高いとされる。

5□□ 非小細胞肺がんの病期は、Ⅰ～Ⅳ期に分けられる。さらに、Ⅰ～Ⅲ期はA、Bに区分される。小細胞肺がんの病期は、❻_____型と❼_____型に分けられる。

4）治療
<small>学習日 1回目＿＿＿＿ 2回目＿＿＿＿</small>

1□□ 肺がんの治療には、❶_____、**化学療法**、**放射線療法**があり、病期や組織型、年齢や全身状態を考慮して治療法が決定される。

2□□ 非小細胞肺がんでは、Ⅰ期、Ⅱ期、Ⅲ期の一部では、❷_____が行われる。Ⅲ期、Ⅳ期などの手術困難例では、化学療法や放射線療法、その併用が行われる。小細胞肺がんでは、限局型の初期を除いて手術療法の適応となることは少なく、通常は、化学療法と放射線療法を併用する。進展型では化学療法が行われる。

3□□ 化学療法では**抗がん薬**が用いられる。そのなかで、❸_____は、がん細胞がもつ増殖などに関与する分子を標的として、その作用を阻害して抗腫瘍作用を発揮する。

4□□ 放射線療法の副作用には、放射線食道炎、放射線肺炎、放射線皮膚炎などのほか、倦怠感やめまい、食欲不振などの全身症状をきたす❹_____がある。

5□□ 放射線療法の遅発性の副作用として、照射後1～6か月頃に❺_____を生じることがある。息切れ、せき、発熱などがみられるが、無症状の場合もある。

---

study! 腫瘍マーカー

腫瘍細胞やそれに対する生体反応により血液や尿、組織などで増加する物質。
【主な腫瘍マーカー】
CEA：消化器がん、肺がんなど
CA19-9：消化器がんなど
AFP：肝細胞がんなど
PSA：前立腺がん

study! 分子標的薬

非小細胞肺がんで非扁平上皮がん（腺がん、大細胞がん）に対するEGFR（上皮成長因子受容体）チロシンキナーゼ阻害薬（ゲフィチニブ、エルロチニブ、アファチニブ、オシメルチニブ）やALK（未分化リンパ腫キナーゼ）チロシンキナーゼ阻害薬（アレクチニブ、クリゾチニブ）など、多くの薬剤がある。

Answer
2）症状
❺脳

3）検査
解答順不同→❻❼
❶喀痰細胞診 ❷気管支鏡
❸組織診 ❹転移 ❺CEA
❻限局 ❼進展

4）治療
❶手術療法 ❷手術療法
❸分子標的薬 ❹放射線宿酔
❺放射線肺（臓）炎

study! 主な副雑音の種類

連続性副雑音（乾性ラ音）

低調性連続性副雑音（rhonchus）
いびき音：「グーグー」

高調性連続性副雑音（wheeze）
笛声音：「ヒューヒュー」

断続性副雑音（湿性ラ音）

粗い断続性副雑音（coarse crackles）
水泡音：「ブツブツ」

細かい断続性副雑音（fine crackles）
捻髪音：「パチパチ」

study! 呼吸音の聴取部位と順番

（前面）

気管支音
気管支
肺胞音
肺胞音

study! アレルゲン

アレルギーの原因となる抗原。

Answer

1）病態・症状

❶閉塞性換気障害　❷喘鳴
❸可逆的　❹アトピー型
❺非アトピー型　❻ハウスダスト
❼呼気時　❽小発作

2）検査・治療

❶1秒量　❷気管支拡張薬　❸IgE
❹上昇　❺皮膚テスト　❻発作
❼副腎皮質ステロイド薬　❽長時間
❾含嗽　❿短時間
⓫ピークフローメータ　⓬アレルゲン

II 疾患ドリル

気管支喘息

1）病態・症状

学習日 1回目　　　　2回目

1☐☐　気管支喘息は、**慢性の気道炎症、気道過敏性の亢進、可逆性の気道閉塞**を特徴とし、❶＿＿＿＿＿＿＿＿＿＿＿をきたす。発作性・反復性の咳嗽、❷＿＿＿＿＿＿、呼吸困難をきたす。発作は、夜間から早朝に生じることが多い。

2☐☐　気流制限は❸＿＿＿＿＿＿であり、自然にまたは治療によって改善する。

3☐☐　気管支喘息は、**I型アレルギー**が関与する❹＿＿＿＿＿＿と関与しない❺＿＿＿＿＿＿がある。小児の約9割と成人の約7割が前者とされる。発作の誘因には、❻＿＿＿＿＿＿、ダニ、動物の毛、気道感染、疲労などがある。

4☐☐　聴診では、主に❼＿＿＿＿＿＿に連続的に**笛音**（wheeze）（または**高調性連続性副雑音**という）が聴取される。

5☐☐　発作の程度は、❽＿＿＿＿＿＿、中発作、大発作、呼吸不全に分けられる。

2）検査・治療

学習日 1回目　　　　2回目

1☐☐　気管支喘息が疑われる場合、**呼吸機能検査**で、❶＿＿＿＿＿＿や1秒率を測定する。❷＿＿＿＿＿＿吸入前後で測定し、1秒量の改善があれば気流制限の可逆性があると判断される。

2☐☐　**アレルギー検査**では、I型アレルギーに関与する血清の❸＿＿＿＿＿＿値を測定する。一般に値は❹＿＿＿＿＿＿している。

3☐☐　**アレルゲン**の同定のため、❺＿＿＿＿＿＿（プリックテスト、スクラッチテスト、皮内反応テスト）や、**特異的IgE抗体**の測定が行われる。

4☐☐　治療には、慢性期の長期管理と❻＿＿＿＿＿＿時の治療がある。治療薬も**長期管理薬**（コントローラーとよばれる）と**発作治療薬**（リリーバーとよばれる）に大別される。

5☐☐　長期管理では、吸入❼＿＿＿＿＿＿を中心として、気管支拡張薬である❽＿＿＿＿＿＿作用型β₂刺激薬などが用いられる。ステロイド吸入後は、副作用である**口腔・咽頭カンジダ症の予防**のために❾＿＿＿＿＿＿を行う。

6☐☐　発作時は主に気管支拡張作用のある❿＿＿＿＿＿作用型のβ₂刺激薬が用いられる。

7☐☐　長期管理では、⓫＿＿＿＿＿＿を用いた自己検査により重症度を把握し、段階的な治療を行う。

8☐☐　生活管理では、ハウスダストやダニなどの⓬＿＿＿＿＿＿を除去する。

Ⅱ 疾患ドリル

肺 炎

1) 病態・症状

学習日　1回目　2回目

1□□　肺炎とは肺の**炎症性疾患**の総称で、肺胞腔や肺胞上皮といった❶＿＿＿＿＿に生じる肺胞性肺炎と、肺の**間質**（肺胞中隔）に生じる❷＿＿＿＿＿肺炎がある。一般に"肺炎"という場合は前者を指す。

2□□　肺炎には、❸＿＿＿＿＿や**インフルエンザ菌**などの一般細菌による❹＿＿＿＿＿肺炎と、マイコプラズマ、クラミジアなどの一般細菌以外の病原微生物による**非定型肺炎**がある。

3□□　食物や唾液、胃内容物の誤嚥により生じるものは❺＿＿＿＿＿肺炎という。嚥下障害があると起こりやすい。

4□□　肺炎は、発症した場所により、❻＿＿＿＿＿と❼＿＿＿＿＿に分けられる。後者は、入院48時間以降に新たに発症した肺炎と定義される。また、この両者の中間的なものとして、**医療・介護関連肺炎**という概念もある。

5□□　市中肺炎では、❽＿＿＿＿＿やインフルエンザ菌、マイコプラズマなどが原因菌となることが多い。院内肺炎では、❾＿＿＿＿＿や緑膿菌が原因菌となることが多いとされる。医療・介護関連肺炎は、誤嚥性肺炎や薬剤耐性菌によるものが多いとされる。

6□□　肺炎では、発熱、全身倦怠感といった**全身症状**と、咳嗽、喀痰、❿＿＿＿＿＿といった**呼吸器症状**が現れる。また、脈拍、呼吸数は上昇する。

2) 検査・治療

学習日　1回目　2回目

1□□　打診では**濁音**となる。聴診では、プツプツという**水泡音**（コースクラックル）やパチパチという❶＿＿＿＿＿（ファインクラックル）などが聴取される。

2□□　画像検査としては、胸部❷＿＿＿＿＿検査や胸部CT検査が行われる。これらの画像検査で**浸潤影**などの異常陰影がみられる。

3□□　❸＿＿＿＿＿検査により原因菌を同定する。結果を得られるまでに数日を要する。

4□□　治療では、安静や発熱への対応、脱水予防などのほか、原因菌に対する❹＿＿＿＿＿の投与が中心となる。

5□□　低酸素血症を認める場合には、❺＿＿＿＿＿を投与する。

---

study! 医療・介護関連肺炎

下記のいずれかを満たすもの。1. 長期療養型病床群（精神病床含む）もしくは介護施設に入所している、2. 90日以内に病院を退院した、3. 介護を必要とする高齢者・身体障害者、4. 通院にて継続的に血管内治療（透析、抗菌薬、化学療法、免疫抑制薬などによる治療）を受けている。

study! 痰の採取

塗抹検査、培養検査などに用いる痰は、**起床後**すぐに採取した痰が望ましい。

かおりんpoint エンピリック治療

培養により原因菌が同定される前の段階で、原因菌を推測して抗菌薬治療を開始することがあります。これをエンピリック治療といいます。

Answer
1) 病態・症状
❶肺実質　❷間質性　❸肺炎球菌
❹細菌性　❺誤嚥性　❻市中肺炎
❼院内肺炎　❽肺炎球菌
❾黄色ブドウ球菌　❿呼吸困難

2) 検査・治療
❶捻髪音　❷X線　❸培養
❹抗菌薬　❺酸素

Ⅱ 疾患ドリル

肺血栓塞栓症

1）病態・症状

1□□　肺血栓塞栓症は、**末梢の静脈**にできた❶＿＿＿＿＿＿が流れて❷＿＿＿＿＿＿を
閉塞し、肺循環障害をきたすものである。

2□□　血栓は主に❸＿＿＿＿＿＿の静脈に生じる。血流の停滞や血管内皮の障害、凝固能
亢進が誘因となる。婦人科手術や整形外科手術の**術後**などに生じやすい。また、長
期の❹＿＿＿＿＿＿や長時間の同一姿勢でも血栓を生じやすい。

3□□　血栓が急激に肺動脈を閉塞する❺＿＿＿＿＿＿肺血栓塞栓症と、器質化した血栓が
慢性的に肺動脈を閉塞する❻＿＿＿＿＿＿肺血栓塞栓症がある。

4□□　急性肺血栓塞栓症は、安静や臥床の指示が解かれて最初に起立や歩行を開始したと
きに❼＿＿＿＿＿＿が遊離して発症することが多い。

5□□　急性肺血栓塞栓症では、突然の❽＿＿＿＿＿＿や❾＿＿＿＿＿＿が生じ、頻呼
吸や咳嗽もみられる。**失神**をきたすこともあり、死に至ることも少なくない。❿＿＿
＿＿＿＿＿性ショックになることもある。

2）検査・治療

1□□　動脈血ガス分析では、O_2の❶＿＿＿＿＿＿、CO_2の❷＿＿＿＿＿＿がみられる。

2□□　血液検査では、凝固能を示す**Dダイマー**が❸＿＿＿＿＿＿している。

3□□　診断には、胸部ダイナミックCT検査で❹＿＿＿＿＿＿動脈内血栓の証明が重要である。

4□□　急性肺血栓塞栓症の治療では、ヘパリンによる❺＿＿＿＿＿＿を行い、血栓
形成の進展を防ぐ。近年は新しい抗凝固薬であるXa因子阻害薬が用いられることも
ある。形成された血栓を溶解させるため、ウロキナーゼや組織型プラスミノーゲン
アクチベータ（t-PA）を用いた❻＿＿＿＿＿＿が行われることもある。

5□□　重症例や内科的治療が無効な場合には、カテーテルや外科手術により❼＿＿＿
＿＿を除去する。

6□□　肺血栓塞栓症の予防には、その原因となる❽＿＿＿＿＿＿を予防する。
予防法には、術後早期からの歩行や運動、❾＿＿＿＿＿＿の着用、機
器により下肢のマッサージを行う**間欠的空気圧迫法**などがある。

7□□　深部静脈血栓症では、膝を伸展させて足部を背屈させると腓腹部に疼痛が出現する
❿＿＿＿＿＿＿徴候がみられる。

---

study! **深部静脈血栓症（DVT）**

下肢などの深部静脈に**血栓**が生じ、静脈の閉塞を起こす疾患。

study! **Dダイマー**

フィブリンの分解によってできる物質で、血中のDダイマー値により血栓を溶かす**線維素溶解系**の状態を知ることができる。基準値は1.0μg/dL未満。

かおりん point **ヘパリン投与**

治療として行われるヘパリンは静脈注射による投与になります。

Answer

1）病態・症状
解答順不同→❽❾
❶血栓　❷肺動脈　❸下肢
❹臥床　❺急性　❻慢性　❼血栓
❽呼吸困難　❾胸痛
❿心外閉塞・拘束

2）検査・治療
❶低下　❷低下　❸上昇　❹肺
❺抗凝固療法　❻血栓溶解療法
❼血栓　❽深部静脈血栓症
❾弾性ストッキング　❿ホーマンズ

Ⅲ 復習○×問題

「解剖生理ドリル」と「疾患ドリル」で学習した内容が理解できているか、○×問題に答えて確認しましょう！　発展問題も含まれていますのでチャレンジしてみてください。

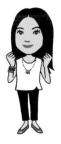

Q　次の問題に○または×で答えてください。

❶ 肺は縦隔にある。

❷ 右肺よりも左肺のほうが容積が小さい。

❸ 肺の栄養血管は肺動静脈である。

❹ 吸気時には横隔膜と外肋間筋は収縮する。

❺ 頸動脈小体にある末梢化学受容器は、主に二酸化炭素濃度を感知する。

❻ 肺活量とは、1回換気量と予備呼気量を合わせたものである。

❼ COPDは従来の慢性気管支炎と肺気腫を総称した拘束性換気障害である。

❽ COPDは長年の喫煙や大気汚染が危険因子となる。

❾ COPDの診断は気管支拡張薬吸入後の肺活量で判定される。

❿ 在宅酸素療法（HOT）では、外出はできない。

⓫ COPDでは、急性増悪予防のためインフルエンザワクチン接種を勧める。

⓬ 肺がんの小細胞肺がんは肺野部に好発する。

⓭ 喫煙指数200以上で肺がんの高危険群である。

⓮ 肺がんのうち、腺がんと大細胞がんは喫煙との関連が強い。

⓯ 気管支喘息のアトピー型にはⅡ型アレルギーが関与する。

⓰ 気管支喘息の日常管理ではアレルゲンの除去に努める。

⓱ 院内肺炎では、黄色ブドウ球菌が起因菌となることが多い。

⓲ 誤嚥性肺炎は、異物の誤嚥により生じる。

⓳ 肺血栓塞栓症は、主に下肢に生じた血栓が肺の血管を閉塞する。

⓴ 肺血栓塞栓症では、Dダイマー値が低下している。

A

❶×肺は縦隔をはさむ ❷○心臓があるため左肺のほうが小さい ❸×肺の栄養血管は気管支動静脈 ❹○ ❺×末梢化学受容器は主に酸素濃度を感知する ❻×肺活量は1回換気量＋予備吸気量＋予備呼気量 ❼×COPDは閉塞性の換気障害である ❽○ ❾×気管支拡張薬吸入後の1秒率で判定する ❿×携帯用酸素ボンベを用いることで外出は可能である ⓫○インフルエンザワクチンや肺炎球菌ワクチンを接種する ⓬×小細胞肺がんは肺門部に好発する ⓭×400以上で危険群、600以上で高危険群とされる ⓮×小細胞がんと扁平上皮がんが喫煙との関連が強い ⓯×Ⅰ型アレルギーが関与する ⓰○ ⓱○ ⓲○ ⓳○ ⓴×Dダイマーは凝固能を示す検査で、肺血栓塞栓症ではDダイマー値が上昇している

Ⅳ 力だめし国試問題

ここまでの知識を踏まえて国試問題にトライしてみましょう！ 選択肢ひとつずつについて、正否の根拠・理由まで考えてみてください。

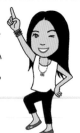

（1） 慢性閉塞性肺疾患について正しいのはどれか。
chronic obstructive pulmonary disease

　　1．残気量は減少する。

　　2．％肺活量の低下が著明である。

　　3．肺コンプライアンスは上昇する。

　　4．可逆性の気流閉塞が特徴である。

（2） 肺癌について正しいのはどれか。
lung cancer

　　1．腺癌は小細胞癌より多い。

　　2．女性の肺癌は扁平上皮癌が多い。
　　　　lung cancer

　　3．腺癌は肺門部の太い気管支に好発する。

　　4．扁平上皮癌の腫瘍マーカーとしてCEAが用いられる。

（3） 喘息患者の日常生活指導で正しいのはどれか。

　　1．寝具は羽毛素材のものを使用する。

　　2．症状とピークフロー値とを毎日記録する。

　　3．気管支拡張薬の吸入は定期的に行う。

　　4．呼吸困難が出現したときは胸式呼吸を行う。

（4） 拘束性換気障害を起こす疾患はどれか。

　　1．喘　息

　　2．肺気腫

　　3．肺線維症

　　4．慢性気管支炎

（1） 解答　3

×1：慢性閉塞性肺疾患（COPD）では、肺胞の弾性と収縮力が低下して過膨張となり、残気量は増加する。

×2：％肺活量が低下するのは、肺線維症や間質性肺炎などの拘束性換気障害である。

○3：COPDでは、気腫性変化により、肺コンプライアンスは上昇する。

×4：COPDは喫煙を主な原因とした進行性の気流閉塞が特徴で、一般的に不可逆性である。

（2） 解答　1

○1：腺がんは非小細胞がんに分類され、肺がん全体の約半数を占め、小細胞がんよりも多い。近年増加傾向にある。

×2：女性の肺がんは腺がんが多い。

×3：腺がんは多くの場合、肺の末梢（肺野）に好発する。

×4：扁平上皮がんの腫瘍マーカーはCYFRAで、CEAは腺がんに用いられる。

（3） 解答　2

×1：アレルゲンとなる可能性のあるものはできるだけ排除するのが望ましい。

○2：症状とピークフロー値を毎日記録することで、治療効果のモニタリングや発作の予防に活用する。

×3：気管支拡張薬は原則的に発作時に用いる。

×4：呼吸困難時は腹式呼吸を行う。

（4） 解答　3

×1：喘息は閉塞性換気障害である。

×2、4：肺気腫、慢性気管支炎は閉塞性換気障害である。肺気腫、慢性気管支炎を統合した概念が慢性閉塞性肺疾患（COPD）である。

○3：肺線維症は肺胞壁などの間質の炎症を主とする疾患（間質性肺炎）で、拘束性換気障害をきたす。

第2章
循環器

かおりん
advice

この章では
つぎのポイントについて
理解を深めていきましょう！

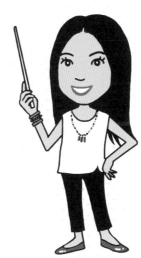

☑ 心臓の構造、各動脈の名称は？

☑ 正常な心電図の波形を書ける？

☑ 体循環・肺循環の違いは？

☑ 刺激伝導系の経路と役割は？

☑ 虚血性心疾患の分類と治療法は？

☑ 左心不全と右心不全の症状の違いは？

☑ 不整脈の種類と心電図波形の特徴は？

Ⅰ 解剖生理ドリル

1）心臓の構造と血管 (図1)

1□□　心臓は、胸郭の中に存在し、左右の肺にはさまれた❶＿＿＿＿＿＿＿＿＿に位置する。**横紋をもつ**❷＿＿＿＿＿＿＿＿からなり、❸＿＿＿＿＿＿＿＿に包まれている。

2□□　心臓の壁は内側から、❹＿＿＿＿＿＿＿＿、心筋層、❺＿＿＿＿＿＿＿＿の3層構造をしており、心室の壁は心房より厚い。

3□□　心臓には、❻＿＿＿＿＿＿＿＿、❼＿＿＿＿＿＿＿＿、❽＿＿＿＿＿＿＿＿、❾＿＿＿＿＿＿＿＿の4つの腔がある。

4□□　**左房室弁は二尖弁**（❿＿＿＿＿＿＿＿）、**右房室弁は**⓫＿＿＿＿＿＿＿＿で、心房への血液の逆流を防いでいる。左心室には⓬＿＿＿＿＿＿＿＿、右心室には⓭＿＿＿＿＿＿＿＿があり、心室への血液の逆流を防いでいる。

5□□　心臓から送り出された血液が流れる血管が動脈で、左心室からは⓮＿＿＿＿＿＿＿＿、右心室からは⓯＿＿＿＿＿＿＿＿が出る。心臓へ戻る血液が流れる血管が静脈で、右心房には**上・下大静脈**が、左心房には**肺静脈**が注ぐ。

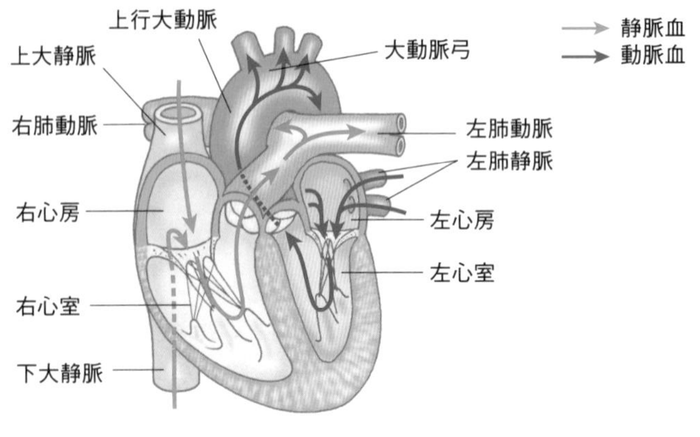

図1　心臓の構造と循環

（図中ラベル：上行大動脈、上大静脈、右肺動脈、右心房、右心室、下大静脈、大動脈弓、左肺動脈、左肺静脈、左心房、左心室、静脈血、動脈血）

Answer
1）心臓の構造と血管
解答順不同→❻～❾

❶縦隔　❷心筋　❸心嚢
❹心内膜　❺心外膜　❻右心房
❼右心室　❽左心房　❾左心室
❿僧帽弁　⓫三尖弁　⓬大動脈弁
⓭肺動脈弁　⓮上行大動脈
⓯肺動脈　⓰静脈血　⓱動脈血
⓲内膜　⓳外膜　⓴内皮細胞
㉑静脈弁

6□□　肺動脈には⓰＿＿＿＿＿＿＿＿が、肺静脈には⓱＿＿＿＿＿＿＿＿が流れる。

7□□　動脈および静脈は、内側から⓲＿＿＿＿＿＿＿＿、**中膜**、⓳＿＿＿＿＿＿＿＿の3層からなる。

8□□　毛細血管は、⓴＿＿＿＿＿＿＿＿の1層構造である。そのため、透過性が高く、血液と組織との間で物質の交換がなされる。

9□□　四肢の静脈には血液の逆流を防止するための㉑＿＿＿＿＿＿＿＿がある。

10□□ 心筋に酸素や栄養を送る血管を❷❷ _____ といい、上行大動脈基部から❷❸ _____ と**左冠動脈**に分岐する。左冠動脈は❷❹ _____ (前室間枝)と❷❺ _____ に分岐する(図2)。

循

study! 冠動脈の灌流領域

冠動脈	灌流領域
左前下行枝	左心室前壁 心室中隔前部
左回旋枝	左心室側壁・後壁
右冠動脈	左心室下壁 心室中隔後部 右心房 右心室

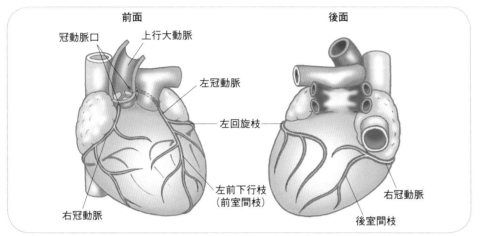

前面　　　　　　　　　後面

冠動脈口　上行大動脈
左冠動脈
左回旋枝
左前下行枝
(前室間枝)
右冠動脈
後室間枝
右冠動脈

図2　冠(状)動脈

2)刺激伝導系とポンプ機能

学習日　1回目　　　2回目

1□□ 心筋には、収縮と弛緩を繰り返す❶ _____ 心筋と、収縮・弛緩はせずに収縮のための刺激を発生し伝える❷ _____ 心筋の2つがある。後者は❸ _____ を構成する。

2□□ 刺激伝導系は、右心房にある❹ _____ から始まり、活動電位が心房に伝わって、まず心房の収縮が起こる。

3□□ 心房の活動電位は、❺ _____ 、❻ _____ **束、右脚・左脚、**❼ _____ **線維**へと伝わる(図3)。

4□□ 活動電位の変化を波形として観測するのが❽ _____ である。

5□□ 心臓は、全身に血液を循環させるポンプの役割をもち、1分間に約❾ _____ Lの血液を送り出している。

6□□ 1回の拍動で心房と心室が収縮し拡張するまでの過程を❿ _____ という。左右の心室が収縮し血液を送り出す期間を⓫ _____ 、心臓に血液が戻ってくる期間を⓬ _____ という。

7□□ ポンプ機能は**心拍出量**で評価される。「心拍出量=⓭ _____ ×**1回拍出量**」の計算式で求められる。

8□□ 1回の拍出量を決定する要因の一つが⓮ _____ で、心筋が収縮する直前(⓯ _____)に心筋にかかっている負荷のことをいう。

9□□ 左心室の収縮により拍出された血液が、動脈壁で⓰ _____ として触知される。

study! 心拍数と脈拍数

通常は、心拍数と脈拍数は一致している。不整脈等があると一致しなくなる。

study! 脈拍数

脈拍数の基準値(成人)は60〜80回/分で、1分間に60回未満を徐脈、100回以上を頻脈という

Answer
1)心臓の構造と血管
❷❷冠(状)動脈　❷❸右冠動脈
❷❹左前下行枝　❷❺左回旋枝

2)刺激伝導系とポンプ機能
❶固有　❷特殊　❸刺激伝導系
❹洞房結節　❺房室結節　❻ヒス
❼プルキンエ　❽心電図　❾5
❿心周期　⓫収縮期　⓬拡張期
⓭心拍数　⓮前負荷　⓯拡張期末
⓰脈拍

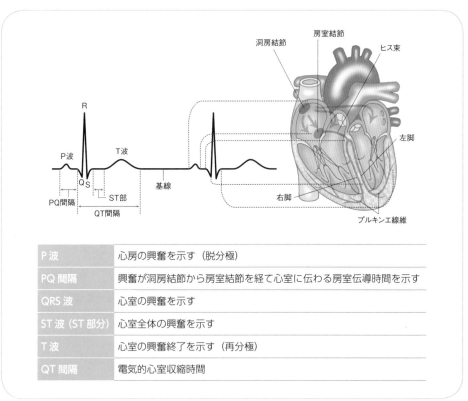

P波	心房の興奮を示す（脱分極）
PQ間隔	興奮が洞房結節から房室結節を経て心室に伝わる房室伝導時間を示す
QRS波	心室の興奮を示す
ST波（ST部分）	心室全体の興奮を示す
T波	心室の興奮終了を示す（再分極）
QT間隔	電気的心室収縮時間

図3 刺激伝導系

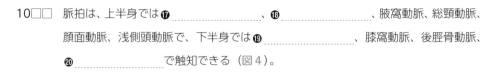

10□□ 脈拍は、上半身では⓱ _____ 、⓲ _____ 、腋窩動脈、総頸動脈、
顔面動脈、浅側頭動脈で、下半身では⓳ _____ 、膝窩動脈、後脛骨動脈、
⓴ _____ で触知できる（図4）。

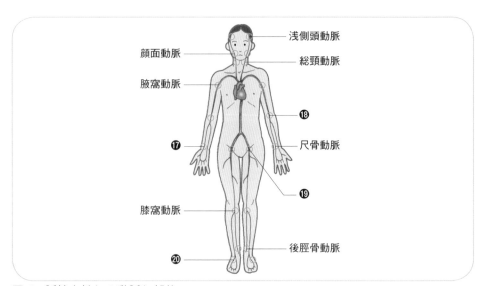

Answer
2）刺激伝導系とポンプ機能
⓱橈骨動脈 ⓲上腕動脈
⓳大腿動脈 ⓴足背動脈

図4 脈拍を触れる動脈と部位

3) 心音（図5）

1 □□　心音のうち、Ⅰ音は❶ _____（三尖弁・僧帽弁）が閉鎖する音で、低く鈍い
音がする。心尖部でよく聴取できる。Ⅱ音は❷ _____（大動脈弁・肺動脈弁）
が閉鎖する音で、高く短い音がする。心基部でよく聴取できる。

2 □□　Ⅲ音はⅡ音のあとに聞かれる低調音で、健康な成人ではほとんど聴取されない。成
人でⅢ音が聴取された場合は❸ _____などをうたがう。

3 □□　心音を聴診する場合、Ⅰ音とⅡ音は聴診器の❹ _____型で、低調音のⅢ音、Ⅳ
音は❺ _____型で聴取する。

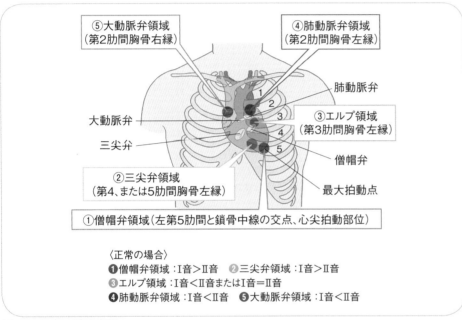

図5　心音の聴取部位

⑤大動脈弁領域
（第2肋間胸骨右縁）

④肺動脈弁領域
（第2肋間胸骨左縁）

肺動脈弁

大動脈弁

③エルプ領域
（第3肋間胸骨左縁）

三尖弁

僧帽弁

②三尖弁領域
（第4、または5肋間胸骨左縁）

最大拍動点

①僧帽弁領域（左第5肋間と鎖骨中線の交点、心尖拍動部位）

〈正常の場合〉
❶僧帽弁領域：Ⅰ音＞Ⅱ音　　❷三尖弁領域：Ⅰ音＞Ⅱ音
❸エルプ領域：Ⅰ音＜Ⅱ音またはⅠ音＝Ⅱ音
❹肺動脈弁領域：Ⅰ音＜Ⅱ音　　❺大動脈弁領域：Ⅰ音＜Ⅱ音

study! **生理的Ⅲ音**

若年者や妊婦など循環血液量
の多い人では、健康な場合で
もⅢ音が聞かれやすい。

study! **末梢血管抵抗**

血管内での血液の通りにくさ
のこと。血管が収縮したりす
ると血液は流れにくくなる。
すなわち血管の抵抗が大きく
なる。

4) 血圧

1 □□　❶ _____は、血液が血管を流れる際に血管壁にかかる圧力をいう。

2 □□　心室が収縮して血液が送り出されたときの血圧を❷ _____（最高血圧）、
心室が拡張して血液が心室に流入するときの血圧を❸ _____（最低血
圧）という。この両者の差を❹ _____という。

3 □□　血圧＝❺ _____×❻ _____で表される。これらが増加・
増大すると血圧は❼ _____する。

Answer
3）心音

❶房室弁　❷動脈弁　❸心不全
❹膜　❺ベル

4）血圧
解答順不同→❺❻

❶血圧　❷収縮期血圧
❸拡張期血圧
❹脈圧　❺心拍出量
❻末梢血管抵抗　❼上昇

II 疾患ドリル

虚血性心疾患

1）病態・症状

study! 動脈硬化

脂質などが動脈壁に沈着して壁が肥厚して内腔が狭くなり、弾力性・柔軟性を失う。原因に、高血圧、脂質異常症、糖尿病、肥満、加齢、喫煙などがある。

1□□　虚血性心疾患は、❶＿＿＿＿＿＿＿＿の進展や**血栓**の形成により❷＿＿＿＿＿が狭窄・閉塞し、心筋が**虚血**状態に陥る病態をいう。

2□□　虚血性心疾患には、**狭心症**と❸＿＿＿＿＿＿がある。

3□□　**狭心症**は、**冠動脈**が❹＿＿＿＿したり痙攣（攣縮）したりして血流が阻害され、一過性に**心筋虚血**を起こすものである。❺＿＿＿＿＿**狭心症、冠攣縮性狭心症、不安定狭心症**がある。

4□□　不安定狭心症と急性心筋梗塞をあわせた概念として❻＿＿＿＿＿＿＿がある。これは、冠動脈内の不安定な粥腫（アテローム性プラーク）が破綻して❼＿＿＿＿を形成し、冠動脈を狭窄・閉塞させる病態である（図1）。

study! 胸痛

高齢者や糖尿病患者などの心筋梗塞では、胸痛を認めないこともある。

5□□　狭心症の症状として、**胸痛**（❽＿＿＿＿＿）が主であり、胸部不快感や圧迫感などを呈す。左上肢などへの❾＿＿＿＿（関連痛）を伴うこともある。

6□□　狭心症発作時には、**ニトログリセリン**の❿＿＿＿＿投与で症状が治まる。

7□□　**労作性狭心症**では、⓫＿＿＿＿に狭心症症状が現れる。発作は数分程度で、労作を止めること（安静）により症状は治まる。動脈壁に粥腫（アテローム性⓬＿＿＿＿＿）が形成されていても、破綻しにくい状態であることが多い（図1）。

study! 舌下投与

舌下投与では舌や口腔粘膜の血管から薬剤が吸収される。血管に直接吸収されるため、即効性がある。

8□□　**冠攣縮性狭心症**では、冠動脈の⓭＿＿＿＿によって狭心症症状が現れる。夜間から早朝にかけて発作が現れることが多い。

9□□　**不安定狭心症**では、狭心症発作の頻度が増し、⓮＿＿＿＿にも発作が起こり、持続時間も長くなる。ニトログリセリンの舌下投与が効きにくくなる。

10□□　**急性心筋梗塞**は、冠動脈が血栓により完全閉塞し、血流が途絶することで心筋が⓯＿＿＿＿する。突然の激しい⓰＿＿＿＿＿が起こり、痛みが⓱＿＿＿分以上持続する。ニトログリセリンを投与しても改善しない。

Answer
1）病態・症状

❶動脈硬化　❷冠動脈
❸心筋梗塞　❹狭窄　❺労作性
❻急性冠症候群　❼血栓
❽絞扼感　❾放散痛　❿舌下
⓫労作時　⓬プラーク　⓭痙攣
⓮安静時　⓯壊死　⓰前胸部痛
⓱30　⓲心不全　⓳心室
⓴心室細動

11□□　急性心筋梗塞の重篤な合併症として、⓲＿＿＿＿、心原性ショック、致死的不整脈（⓳＿＿＿性頻拍、⓴＿＿＿＿＿）、心停止などがある。

2）検査・治療

解答順不同→❶❷
❶心電図検査
❷心臓カテーテル法

2）検査・治療

1□□　狭心症の検査には、❶＿＿＿＿＿、❷＿＿＿＿＿＿、心エコー検査、心筋シンチグラフィなどがある。

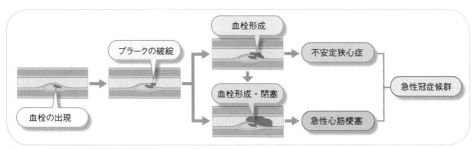

図1　急性冠症候群の病態

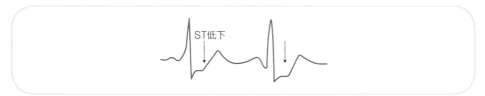

図2　労作性狭心症の心電図所見

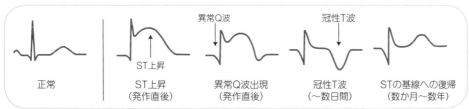

図3　急性心筋梗塞の心電図所見

2□□　冠攣縮性狭心症では発作時に心電図でST部分の上昇がみられる。労作性狭心症では発作時に心電図でST部分の❸ ＿＿＿＿＿＿＿ がみられる（図2）。

3□□　急性心筋梗塞では、心電図でT波の増高、❹ ＿＿＿＿＿ 部分の上昇がみられる（図3）。

4□□　急性心筋梗塞では、**心筋マーカー**が❺ ＿＿＿＿＿ する。心筋マーカーには、❻ ＿＿＿＿＿＿＿ （CK）-MB、トロポニンT、ミオグロビンなどがある。

5□□　狭心症の薬物療法では、**硝酸薬**（❼ ＿＿＿＿＿＿＿ 、硝酸イソソルビドなど）、β遮断薬、カルシウム拮抗薬などが用いられる。

6□□　急性心筋梗塞の初期治療においては、静脈確保と❽ ＿＿＿＿＿＿＿ 、モルヒネ投与のもと、ニトログリセリン、アスピリンを投与する。

7□□　血管の再灌流療法には、**血栓溶解薬**の静脈内または冠動脈内投与、カテーテルを介しデバイスで狭窄・閉塞部を広げる❾ ＿＿＿＿＿＿＿ （PCI）、開胸でバイパス血管を形成する**冠動脈バイパス術（CABG）**がある。

8□□　PCIでは、カテーテルを介してデバイスを狭窄・閉塞部位に送り、血管内腔を広げて再灌流を図る。薬剤溶出性などの❿ ＿＿＿＿＿＿＿ **留置術、ロータブレータ**による粥腫切除などがある。

study! **心筋梗塞に対するニトログリセリン**

一般に心筋梗塞ではニトログリセリンは胸痛の消失には無効であるが、血管拡張作用による心臓の負担の軽減、狭心症発作の再発予防などを目的に投与される。

かおりん point **PCI**

PCIは橈骨動脈、上腕動脈、大腿動脈から穿刺する左心カテーテルで行われます。

Answer
2）検査・治療
❸低下　❹ST　❺上昇
❻クレアチンキナーゼ
❼ニトログリセリン　❽酸素療法
❾経皮的冠動脈インターベンション
❿ステント

Ⅱ 疾患ドリル

心不全

1）病態・症状

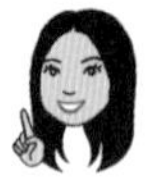

1□□　心不全とは、心臓の❶＿＿＿＿＿＿＿＿＿の低下により全身の臓器に十分な血液を
供給できなくなった状態をいう。心不全をきたす**原因疾患**として、❷＿＿＿＿＿＿
＿＿＿＿＿、❸＿＿＿＿＿＿＿＿＿、心臓弁膜症、心筋症、高血圧などがある。

2□□　発症の経過により急性心不全と慢性心不全に分けられる。障害される部位により
❹＿＿＿＿＿心不全と❺＿＿＿＿＿心不全に分けられる（図1）。

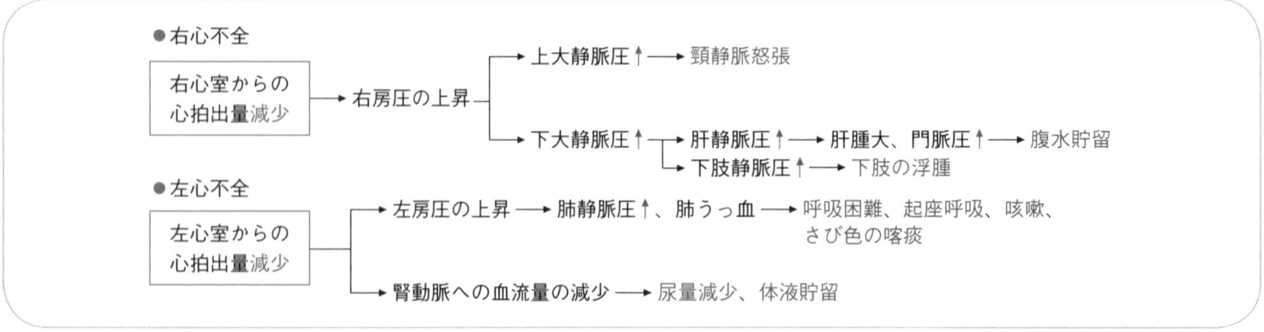

図1　心不全の病態

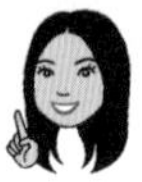

3□□　急性心不全は急激に症状をきたすもの、慢性心不全は、ポンプ機能の低下が長期間
続き、❻＿＿＿＿＿＿＿＿＿が破綻して症状をきたすものである。

4□□　**左心不全**は、❼＿＿＿＿＿＿＿＿＿からの拍出量が減少し、拍出しきれない血液が左心
房→肺静脈にうっ滞して、❽＿＿＿＿＿＿＿＿＿をきたす。

5□□　**左心不全**の症状は、**肺うっ血**による❾＿＿＿＿＿＿＿、❿＿＿＿＿＿＿＿＿、息
切れ、咳嗽、さび色の喀痰、チアノーゼなどである。

6□□　**右心不全**では、⓫＿＿＿＿＿＿＿＿＿からの拍出量が減少して、右心系とその手前にあ
る上・下大静脈に血液がうっ滞する。右心不全の症状は、⓬＿＿＿＿＿＿＿＿＿、
肝腫大、下肢の⓭＿＿＿＿＿、胸水・腹水などである。

7□□　肺の疾患により右心不全をきたしたものを⓮＿＿＿＿＿＿＿＿＿という。

8□□　左心不全が続くと、肺うっ血が右心系への負荷となり、右心不全も併発する。これ
を⓯＿＿＿＿＿＿＿＿＿という。

2）検査・治療

1□□　左心不全の肺の聴診では❶＿＿＿＿＿＿＿＿＿が聴取される。心臓の聴診では、**Ⅲ音**

やⅣ音、❷ _____（奔馬調律音）が聴取される。

2□□ 診断は、胸部X線検査による❸ _____ の測定、スワン-ガンツカテーテルによる❹ _____ や心拍出量の測定、心エコー検査などで行う。

3□□ 胸部X線検査では、心胸郭比の❺ _____ がみられる。

4□□ **スワン-ガンツカテーテル**は、❻ _____、鎖骨下静脈、内頸静脈などから肺動脈まで挿入する。

5□□ 血液検査で❼ _____（BNP）が測定される。心臓への負荷に応じて血中濃度が上昇する。

6□□ 心不全の**重症度**の分類には、❽ _____ が用いられる（表1）。これは、労作時の呼吸困難の程度をもとに分けられる。

7□□ 急性心不全の病態把握には、血行動態を4つに分類する❾ _____ が用いられる（図2）。

8□□ 急性心不全の治療では、安静、酸素投与、血行動態の評価に応じた薬物療法が行われる。**薬物療法**では、❿ _____、血管拡張薬、⓫ _____ などが用いられる。薬物療法で改善がみられない場合、⓬ _____（IABP）や経皮的心肺補助法（PCPS）が行われる。

9□□ 慢性心不全では、食事療法、適度な運動などの生活習慣改善と、⓭ _____ が行われる。食事療法では、**塩分**を制限する。薬物療法では、アンジオテンシン変換酵素阻害薬、⓮ _____、抗アルドステロン薬、β遮断薬、強心薬などが用いられる。

10□□ 強心薬である⓯ _____ は、治療域が狭く中毒症状が出現しやすい。

表1 NYHA心機能分類

Ⅰ度	日常生活にまったく支障をきたさないもの
Ⅱ度	日常生活に軽い障害をきたすもの。安静時には無症状であるが、日常生活において易疲労感、動悸、呼吸困難、狭心症状を生じるもの
Ⅲ度	日常生活に著しい障害をきたすもの。安静時には無症状であるが、日常生活以下の労作において、易疲労感、動悸、呼吸困難、狭心症状を生じるもの
Ⅳ度	いかなる日常生活労作においても障害を生じるもの。安静時においても心不全症状あるいは狭心症症状を呈する。いかなる軽度の労作によっても症状が悪化するもの

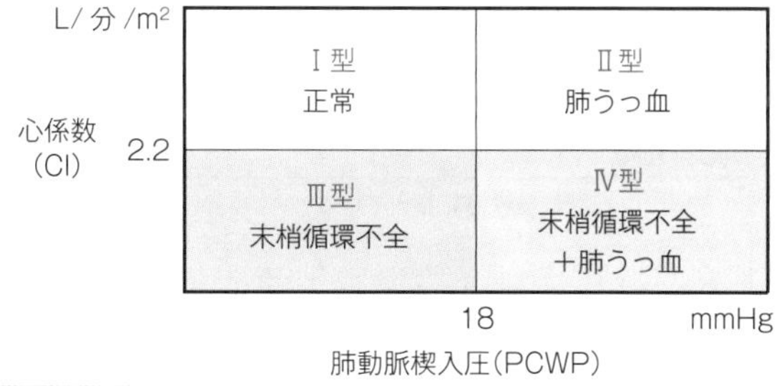

図2 フォレスター分類

study! **心胸郭比**

胸郭の幅に対する心臓の幅の割合。通常は50%未満。

study! **スワン-ガンツカテーテル**

右心カテーテル。内頸静脈・鎖骨下静脈などから右心系を経て肺動脈に挿入する。右房圧、肺動脈圧、心拍出量などを測定できる。先端にあるバルーンを拡張させると肺動脈楔入圧を測定できる。

study! **肺動脈楔入圧**

スワンガンツカテーテルのバルーンを拡張して肺動脈を閉塞したときに、閉塞した末端で測定される肺動脈圧であり、左心房圧とほぼ同じ値となる。正常値1〜15mmHg。

study! **心係数**

体格の違いを考慮し、1分間の心拍出量を体表面積で割ったもの。正常値3.0 ± 0.5L/分/m²

study! **ジギタリス中毒**

症状として食欲不振、悪心・嘔吐、下痢などの消化器症状、視覚異常などの眼症状、めまい、頭痛、不整脈などをきたす。

Answer
2）検査・治療

解答順不同→❿⓫
❷ギャロップリズム
❸心胸郭比　❹肺動脈楔入圧
❺増大　❻大腿静脈
❼脳性ナトリウム利尿ペプチド
❽NYHA心機能分類
❾フォレスター分類　❿利尿薬
⓫強心薬
⓬大動脈内バルーンパンピング
⓭薬物療法
⓮アンジオテンシンⅡ受容体拮抗薬
⓯ジギタリス

Ⅱ 疾患ドリル

不整脈

1）病態・症状・検査・治療

1 ☐☐　不整脈とは❶_____以外の調律をいい、期外収縮、頻脈性不整脈、徐脈性不整脈などがある。

2 ☐☐　**期外収縮**とは、興奮波が基本調律の心周期よりも❷_____に生じるもので、発生部位により、❸_____（心房性と房室接合部性）と❹_____に分けられる。

3 ☐☐　**心室性期外収縮**は、心室筋で電気興奮が生じ、洞調律で予定されるよりも早くに、先行するP波を伴わない幅の広い❺_____が出現する。

かおりん
point　心電図波形

まず双極Ⅱ誘導の正常心電図を書けるようにしましょう。それから、各不整脈の波形を書いてみましょう。

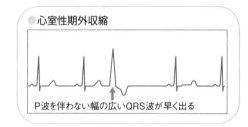

●心室性期外収縮

P波を伴わない幅の広いQRS波が早く出る

頻発、連発するものは注意が必要です。

4 ☐☐　**心房細動**では、基線の細かい揺れである❻_____を認め、QRS間隔は不規則である。

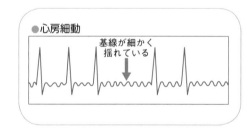

●心房細動

基線が細かく
揺れている

study!　心原性脳塞栓症

心疾患により心内にできた血栓が脳に流れ、脳の動脈を閉塞させるもの。突然発症するため、重症になりやすい。

5 ☐☐　心房細動では、心臓で血栓が生じ、❼_____を起こす危険性がある。

6 ☐☐　**心室細動**は、心室が小刻みに震え❽_____が停止する致死的な不整脈である。

Answer
1）病態・症状・検査・治療
❶正常洞調律　❷早期　❸上室性
❹心室性　❺QRS波
❻細動波（f波）
❼心原性脳塞栓症　❽心拍出

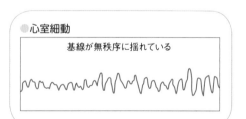

●心室細動

基線が無秩序に揺れている

心室が小刻みに震えて血液を拍出できない状態になります。

7□□ 不整脈により脳への血流が減少して**めまい**や**失神**、痙攣などを生じるものを❾ _____ という。

8□□ **2度房室ブロックの**❿ _____（モービッツⅠ型）では、PQ間隔が徐々に延長し、QRS波が脱落するが元に戻る。脱落後のPQ間隔は通常に戻る。

● 2度房室ブロックウェンケバッハ型（モービッツⅠ型）

QRS波の脱落

P

PQ　PQ　PQ　PQ

房室結節内の伝導障害によるものです。

9□□ **モービッツⅡ型**では、PQ間隔は一定で、突然⓫ _____ が脱落するが元に戻る。

● 2度房室ブロックモービッツⅡ型

QRS波の脱落

P

PQ　PQ　PQ

ヒス束以下の伝導障害によるものです。

study! **ペースメーカー**

人工的に電気刺激を与え、心臓を拍動させる機器。一時使用に用いる体外式と、恒久的に用いる植え込み式がある。

10□□ ⓬ _____ **房室ブロック**では、P波とQRS波が無関係に別々の周期で出現する。

● 3度房室ブロック（完全房室ブロック）

QRS　QRS　QRS　QRS

P　P　P　P　P　P　P　P

房室接合部での伝導障害によるものです。

study! **自動体外式除細動器**

一般市民にも使える電気的除細動器として自動体外式除細動器（AED）の普及が進んでいる。心電図を自動的に解析し、電気ショックの必要性がある場合にショックを与える。ショック実施時には患者から離れる。

11□□ 房室ブロックのうち、2度のモービッツⅡ型と3度（完全房室ブロック）は⓭ _____ の適応となる。1度および2度房室ブロックのウェンケバッハ型では経過観察となる。

12□□ ⓮ _____ は、心筋へ人工的に電気刺激を与え、調律をコントロールする。

13□□ 心室細動と心室頻拍は、⓯ _____ の適応となる。速やかな除細動の実施が必要である。

Answer
1）病態・症状・検査・治療
❾ アダムス - ストークス症候群
❿ ウェンケバッハ型
⓫ QRS波
⓬ 3度　⓭ ペースメーカー
⓮ ペースメーカー　⓯ 電気的除細動

Ⅱ 疾患ドリル

大動脈瘤

1□□ 大動脈瘤とは、人動脈壁の病変により動脈が拡張し、❶ _____ 状になったもの
をいう。

2□□ 大動脈瘤は、形状から、**紡錘状動脈瘤、囊状動脈瘤、❷** _____ **性動脈瘤**に分
けられる。部位による分類では、❸ _____ 大動脈瘤、❹ _____ 大動脈
瘤に分けられる。❺ _____ 大動脈瘤が多いとされる。

3□□ 無症状であることが多いが、瘤による圧迫によって、❻ _____ 、疼痛、
運動障害などをきたす。

4□□ 胸部X線や❼ _____ などで検査を行う。

5□□ 治療では、一般に、瘤の大きさが5～6cmを超えるものは、❽ _____ が
行われる。**人工血管置換術**が行われることが多い。

6□□ 大動脈瘤が破裂した場合は、瘤の部位により胸腹部の❾ _____ 、ショックな
どを呈す。❿ _____ する率も高い。

大動脈解離

1□□ 大動脈解離とは、大動脈の❶ _____ に亀裂が生じ、亀裂から流入した血液に
より中膜が内外2層に解離し偽腔を形成するものをいう。好発部位は、❷ _____
_____ である。

2□□ 真腔から偽腔へ血液が流入する入口部（❸ _____ ）と、偽腔から真腔
へ再流入する再入口部（❹ _____ ）があるが、後者は存在しない場
合もある。

3□□ 大動脈解離の分類には、❺ _____ 分類（Ⅰ型、Ⅱ型、Ⅲa型、Ⅲb型）
と❻ _____ 分類（A型、B型）がある。

4□□ 症状は、突然の激しい❼ _____ ・腰背部痛などを呈するほか、偽腔が大動脈
からの分岐動脈を狭窄・閉塞させることで種々の症状が生じる。

5□□ 破裂した場合は、**循環血液量減少性ショック**を起こしたり、出血した血液が心膜腔
へ入り込んで❽ _____ を起こしたりするなどし、致死率は高い。

6□□ 解離の進行を抑制するため、収縮期血圧を❾ _____ mmHg以下に管理す
る。

7□□ スタンフォード❿ _____ 型は**緊急手術**の適応である。

Ⅱ 疾患ドリル

閉塞性動脈硬化症

1□□ 閉塞性動脈硬化症（arteriosclerosis obliterans；ASO）は、❶ _____ により下肢の動脈が狭窄・閉塞する**慢性閉塞性疾患**をいう。近年は末梢動脈疾患（peripheral artery disease；PAD）ともいわれる。50歳以上の❷ _____ に多い。

2□□ 危険因子として、**動脈硬化の危険因子である❸ _____**、糖尿病、脂質異常症などの生活習慣病、喫煙、加齢などがあげられる。

3□□ 下肢の動脈の虚血により、しばらく歩くと下肢に痛みやしびれなどを生じ、しばらく休むとまた歩けるようになる❹ _____ がみられる。

4□□ 狭窄・閉塞により、下肢の動脈の❺ _____ が減弱する。

5□□ 診断では、足関節と上腕の❻ _____ の比である**ABI**を測定する。

6□□ 病期は、**Fontaine分類**により分けられる。Ⅰ度は無症状、Ⅱ度は❼ _____、Ⅲ度は安静時疼痛、Ⅳ度は潰瘍・壊疽である。

心臓弁膜症

1□□ 心臓弁膜症（弁膜症）は、心臓の❶ _____ の障害により血流に異常を生じるもので、❷ _____ と❸ _____ がある。

2□□ **僧帽弁狭窄症**は、僧帽弁の狭窄により❹ _____ から❺ _____ への血液の流入が障害される。労作性の❻ _____ が生じる。

3□□ 僧帽弁狭窄症の多くは、❼ _____ の後遺症として生じる。

4□□ 僧帽弁狭窄症の聴診では、❽ _____ の亢進と僧帽弁の**開放音、拡張期雑音**を特徴とする。

5□□ **僧帽弁閉鎖不全症**は、僧帽弁の閉鎖不全により❾ _____ から❿ _____ へ血液が逆流する。左室の負荷により左心不全症状を呈する。

6□□ 僧帽弁閉鎖不全症の聴診では、Ⅰ音の減弱や⓫ _____ の出現、心尖部の全収縮期雑音を特徴とする。

7□□ **大動脈弁狭窄症**は、大動脈弁の狭窄により、左心室から⓬ _____ への血液の駆出が障害され、左室肥大をきたす。

8□□ **大動脈弁閉鎖不全症**は、大動脈弁の閉鎖不全により、⓭ _____ から左心室に血液が逆流する。左室肥大をきたす。

Ⅱ 疾患ドリル

高血圧

学習日 1回目 _____ 2回目 _____

1 □□　収縮期血圧❶_____mmHg以上かつ／または拡張期血圧❷_____mmHg以上が**高血圧**とされる（診察室血圧の値）（表1）。

2 □□　**薬物療法**では、サイアザイド系やループ系などの❸_____や、Ca拮抗薬、ARB、ACE阻害薬、β遮断薬などが用いられる。

表1　成人における血圧値の分類

分類	診察室血圧（mmHg）		家庭血圧（mmHg）	
	収縮期血圧（最高血圧）	拡張期血圧（最低血圧）	収縮期血圧（最高血圧）	拡張期血圧（最低血圧）
正常血圧	＜120　かつ　＜80		＜115　かつ　＜75	
正常高値血圧	120〜129　かつ　＜80		115〜124　かつ　＜75	
高値血圧	130〜139　かつ／または　80〜89		125〜134　かつ／または　75〜84	
Ⅰ度高血圧	140〜159　かつ／または　90〜99		135〜144　かつ／または　85〜89	
Ⅱ度高血圧	160〜179　かつ／または　100〜109		145〜159　かつ／または　90〜99	
Ⅲ度高血圧	≧180　かつ／または　≧110		≧160　かつ／または　≧100	
（孤立性）収縮期高血圧	≧140　かつ　＜90		≧135　かつ　＜85	

出典／日本高血圧学会高血圧治療ガイドライン作成委員会編：高血圧治療ガイドライン2019, ライフサイエンス出版, 2019, p.18.

ショック

学習日 1回目 _____ 2回目 _____

1 □□　ショックとは急激に生じる全身性の**循環不全**で、臓器が必要とする血流を得られず正常な機能を維持できなくなる重篤な病態である。**血圧が大きく低下**する。主要症状として、蒼白（pallor）、虚脱（prostration）、冷汗（perspiration）、❶_____微弱（pulselessness）、呼吸不全（pulmonary deficiency）の**5P**がある。

表1　ショックの分類

循環血液量減少性ショック		病態：❷_____の減少。原因：出血、脱水、熱傷など
血液分布異常性ショック	❸_____性	病態：末梢神経の弛緩による末梢血管の拡張 原因：感染による炎症性メディエーター上昇
	アナフィラキシー	病態：❹_____アレルギー反応による末梢血管抵抗の低下 原因：薬物、造影剤など
	神経原生	病態：交感神経の弛緩による末梢血管の拡張 原因：脊髄損傷、高位脊髄麻酔など
❺_____ショック		病態：心臓ポンプ機能失調による心拍出量減少 原因：心筋梗塞、弁膜症、心不全など
心外閉塞・拘束性ショック		病態：体・肺循環の閉塞による心拍出量減少 原因：心タンポナーデ、肺塞栓、緊張性気胸など

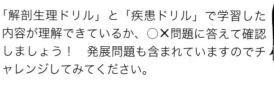

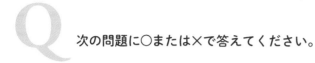

Ⅲ 復習○×問題

「解剖生理ドリル」と「疾患ドリル」で学習した内容が理解できているか、○×問題に答えて確認しましょう！ 発展問題も含まれていますのでチャレンジしてみてください。

Q 次の問題に○または×で答えてください。

❶ 左心房には肺動脈から動脈血が流入する。

❷ 左冠動脈は左前下行枝と左回旋枝に分岐する。

❸ 心電図のP波は心室の興奮を示す。

❹ 心音のⅡ音は、大動脈弁、肺動脈弁が閉鎖するときの音である。

❺ 末梢血管抵抗が増大すると血圧は低下する。

❻ スタンフォードA型の大動脈解離は緊急手術の適応である。

❼ 狭心症発作時のニトログリセリン投与は舌下投与で行う。

❽ 労作性狭心症では、発作時に心電図のST部分の上昇がみられる。

❾ 心筋梗塞では発症後、血中のトロポニンTが上昇する。

❿ PCIでは、開胸し冠動脈の閉塞部を迂回する血管を形成する。

⓫ 肺性心とは左心不全の状態である。

⓬ 心不全では、X線所見で心胸郭比の増大がみられる。

⓭ 心不全では脳性ナトリウム利尿ペプチドが低下する。

⓮ β遮断薬は、末梢血管を拡張して血圧を低下させる。

⓯ 心房細動では速やかな除細動が必要である。

⓰ 2度房室ブロックのモービッツⅡ型では、PQ間隔が徐々に延長する。

⓱ アダムス-ストークス症候群はペースメーカーの適応である。

⓲ ペースメーカー装着患者で吃逆（しゃっくり）が続くときは受診するよう指導する。

⓳ ASOでは、歩くとしびれが生じ、休むとまた歩ける間欠性跛行が出現する。

⓴ 僧帽弁閉鎖不全症では、右心室から右心房へ血液が逆流する。

A

❶×肺から左心房に流入するのは肺静脈である ❷○ ❸×P波は心房の興奮を示す ❹○ ❺×一般に末梢血管抵抗が増大すると血圧は上昇する ❻○ ❼×数分で効果が現れてくる ❽×労作性狭心症では発作時にST部分は低下する ❾○ ❿×設問の内容は冠動脈バイパス術（CABG）。PCIはカテーテルを通してデバイスにより閉塞血管を開通させる ⓫×肺性心は肺の疾患により右心不全を起こすもの ⓬○ ⓭×脳性ナトリウム利尿ペプチド（BNP）は心不全のマーカーで、血中濃度が上昇する ⓮×β遮断薬は、交感神経を抑制し心拍出量を低下させる ⓯×除細動が必要なのは心室細動や心室頻拍などである ⓰×モービッツⅡ型は、PQ間隔は一定で突然QRS波が脱落する ⓱○ ⓲○ ⓳○ ⓴×左心室から左心房に逆流する。僧帽弁は左心の弁である

IV 力だめし国試問題

ここまでの知識を踏まえて国試問題にトライしてみましょう！　選択肢ひとつずつについて、正否の根拠・理由まで考えてみてください。

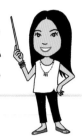

（1）虚血性心疾患の危険因子はどれか。2つ選べ。
ischemic heart disease

1．喫煙

2．ストレス

3．少量の飲酒

4．低アルブミン血症

5．血中HDLコレステロール高値

（2）急性左心不全の症状はどれか。
acute left heart failure

1．肝腫大

2．呼吸困難

3．下腿浮腫

4．頸静脈怒張

（3）急性大動脈解離について正しいのはどれか。
acute aortic dissection

1．大動脈壁の外膜が解離する。

2．診断には造影剤を用いないCT検査を行う。

3．Stanford〈スタンフォード〉分類B型では緊急手術を要する。

4．若年者ではMarfan〈マルファン〉症候群の患者にみられることが多い。
Marfan syndrome

（4）下肢の閉塞性動脈硬化症（ASO）の症状はどれか。
arteriosclerosis obliterans

1．間欠性跛行

2．線維束性収縮

3．近位筋優位の萎縮

4．足背動脈の拍動の亢進

5．登攀性起立（Gowers〈ガワーズ〉徴候）

（1）**解答**　**1、2**

喫煙やストレスは危険因子となる。このほか、過度な飲酒や脂質異常症（高LDLコレステロール血症、低HDLコレステロール血症、高トリグリセリド血症）、肥満、高血圧も危険因子となる。

（2）**解答**　**2**

×1、3、4：肝腫大、下腿浮腫、頸静脈怒張は、右心機能低下（右心室からの心拍出量低下）→右房圧上昇→上・下大静脈圧上昇→全身の静脈圧の上昇から全身の静脈にうっ滞をきたすことで発症する。

○2：呼吸困難は、左心機能低下（左心室からの心拍出量低下）→左室拡張期圧上昇→左房圧上昇→肺静脈圧上昇から肺うっ血をきたすことで発症する。このほか、動悸、易疲労感、低血圧、四肢のチアノーゼ、意識障害や乏尿なども左心不全の症状である。

（3）**解答**　**4**

×1：大動脈壁の内膜に亀裂が入り、流入した血液により中膜が解離する。

×2：大動脈の造影CT検査で最も明確な診断が可能となる。ほか、胸部単純X線検査や経食道超音波検査、MRI検査なども有用である。

×3：スタンフォード分類A型は緊急手術の適応となるが、B型は合併症が伴う場合など以外は内科療法が第一選択となる。

○4：若年発症は遺伝性疾患であるマルファン症候群が原因であることが多い。

（4）**解答**　**1**

○1：ASOでは下肢の動脈の閉塞による筋の虚血により、歩行中に筋力低下と筋肉痛が生じて歩行困難となる間欠性跛行が生じる。

×2、3：線維束収縮は筋萎縮性側索硬化症（ALS）、近位筋優位の萎縮は筋原性疾患（ミオパチー）でみられる。

×4：ASOは大腿動脈に好発する。通常、足背動脈の拍動は微弱か触知できない。

×5：ガワーズ徴候とはしゃがんだ状態から立ち上がるときに自分の身体を登るかのようにして立ち上がる動作で、筋ジストロフィーなどでみられる。

第3章
血液・造血器

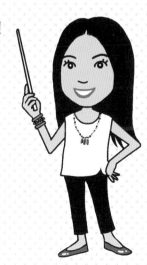

かおりん advice　この章では
つぎのポイントについて
理解を深めていきましょう！

- ☑ 血液を遠心分離したときの分類は？
- ☑ 血球の種類とそれぞれのはたらきは？
- ☑ 造血幹細胞の役割と血球分化のしくみは？
- ☑ 止血機構と線維素溶解の過程は？
- ☑ 代表的な貧血の種類とその原因は？
- ☑ 造血器腫瘍の分類とその治療は？

I 解剖生理ドリル

1）血液の成分とはたらき

1 □□ 血液量は体重の約❶＿＿＿＿＿＿＿％を占める。

2 □□ 血液のはたらきは、物質の❷＿＿＿＿＿＿＿、**生体防御**、**血液凝固**、❸＿＿＿＿＿＿＿の維持などである。

3 □□ 血液に抗凝固薬を加えて遠心分離すると、液体成分の❹＿＿＿＿＿＿＿と、細胞成分の❺＿＿＿＿＿＿＿（**赤血球**、**白血球**、**血小板**）に分かれる。液体成分（血漿）が約55％、細胞成分が約45％を占める。

4 □□ 血漿の約90％は❻＿＿＿＿＿＿＿で、ほか、**血漿たんぱく質である**❼＿＿＿＿＿＿＿、**アルブミン**、**グロブリン（α、β、γ）**が含まれる。

5 □□ 血漿には、血漿たんぱく質のほか、❽＿＿＿＿＿＿＿や脂質、電解質なども含まれている。

6 □□ アルブミンは、❾＿＿＿＿＿＿＿で生成され、血漿中に最も多く存在するたんぱく質で、❿＿＿＿＿＿＿を発生させる。

7 □□ 血漿からフィブリノゲンなどの凝固因子を除去したものを⓫＿＿＿＿＿＿＿という。

8 □□ **赤血球**は円盤状の⓬＿＿＿＿＿＿＿をもたない血球で、⓭＿＿＿＿＿＿＿に酸素が結合し、全身の組織に運搬する。

9 □□ 赤血球の産生には、⓮＿＿＿＿＿＿＿、⓯＿＿＿＿＿＿＿、**葉酸**などが必要となる。寿命は約120日で、主に⓰＿＿＿＿＿＿＿で破壊される。

10 □□ **白血球**は⓱＿＿＿＿＿＿＿をもつ血球で、**顆粒球**（⓲＿＿＿＿＿＿＿、⓳＿＿＿＿＿＿＿、⓴＿＿＿＿＿＿＿）と**単球**、㉑＿＿＿＿＿＿＿〔Tリンパ球（T細胞）、Bリンパ球（B細胞）〕からなる。

11 □□ **好中球**は、組織内を遊走して細菌を㉒＿＿＿＿＿＿＿する。

12 □□ **好酸球**、**好塩基球**は、㉓＿＿＿＿＿＿＿反応に関与する。

13 □□ **単球**は、血管外では㉔＿＿＿＿＿＿＿となって細菌を**貪食**し、貪食した細菌を抗原としてヘルパーTリンパ球に伝える。抗原をヘルパーTリンパ球に伝える作用を㉕＿＿＿＿＿＿＿という。

14 □□ **Tリンパ球**は㉖＿＿＿＿＿＿＿由来のリンパ球で、細胞表面にCD抗原（CD4、CD8）を発現する。**Bリンパ球**は㉗＿＿＿＿＿＿＿由来のリンパ球で、分化、成熟して形質細胞となり㉘＿＿＿＿＿＿＿を産生する。

15 □□ ㉙＿＿＿＿＿＿＿（ナチュラルキラー細胞）は、腫瘍細胞やウイルス感染細胞を直接傷害する。

かおりん point　血漿たんぱく質の産生

フィブリノゲン、アルブミン、αグロブリン、βグロブリンは肝臓で産生されます。γグロブリンは免疫グロブリン（抗体）で、形質細胞により産生されます。

study!　血液の成分

血液に抗凝固薬を加えて遠心分離すると…

- 血漿（55％）
- 白血球と血小板（1％以下）
- 赤血球（45％）

抗凝固薬を加えず、血液をそのまま放置すると…

- 血清
- 血餅（血液中の細胞成分とフィブリノゲンが凝固したもの）

study!　膠質浸透圧

たんぱく質などの高分子の物質により生じる浸透圧。主にアルブミンによって発生する。

Answer

1）血液の成分とはたらき

解答順不同→⓮⓯、⓲〜⓴

❶8　❷運搬　❸恒常性　❹血漿
❺血球　❻水　❼フィブリノゲン
❽糖質　❾肝臓　❿膠質浸透圧
⓫血清　⓬核　⓭ヘモグロビン
⓮鉄　⓯ビタミンB₁₂　⓰脾臓
⓱核　⓲好中球　⓳好酸球
⓴好塩基球　㉑リンパ球　㉒貪食
㉓アレルギー　㉔マクロファージ
㉕抗原提示作用　㉖胸腺　㉗骨髄
㉘抗体　㉙NK細胞

16□□ **血小板**は❸⓪＿＿＿＿＿をもたない。血管が損傷を受けると活性化され、損傷した血管に粘着、凝集して血栓を形成し、止血にはたらく。

2）血球の分化と成熟（図1）

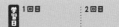

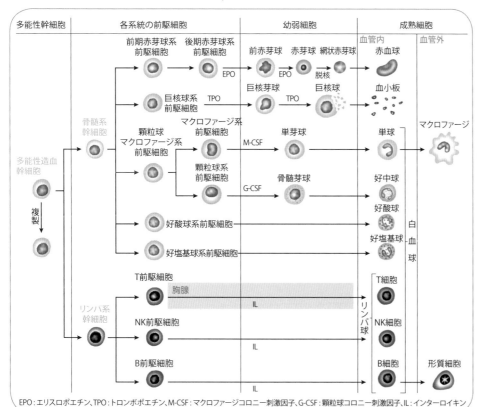

EPO：エリスロポエチン、TPO：トロンボポエチン、M-CSF：マクロファージコロニー刺激因子、G-CSF：顆粒球コロニー刺激因子、IL：インターロイキン

図 1　血球の分化・成熟

1□□ **血球の産生**は、ほとんどが骨の海綿質や髄腔にある❶＿＿＿＿＿で行われる。すべての血球は、骨髄中の❷＿＿＿＿＿に由来する。

2□□ 骨髄には、**多能性造血幹細胞**が多く存在する**赤色骨髄**と、脂肪細胞が増殖した**黄色骨髄**があり、造血は❸＿＿＿＿＿骨髄で行われる。

3□□ 多能性造血幹細胞は、成熟を伴わない❹＿＿＿＿＿と、❺＿＿＿＿＿をもつ。多能性造血幹細胞から成熟血液細胞に分化する過程には、❻＿＿＿＿＿が作用する。

4□□ 赤血球の産生には、腎臓でつくられる❼＿＿＿＿＿が関与する。

5□□ 好中球の産生には、❽＿＿＿＿＿コロニー刺激因子が関与する。単球の産生には❾＿＿＿＿＿コロニー刺激因子が関与する。

6□□ 血小板の産生には、❿＿＿＿＿が関与する。

Answer

study! 血液凝固の指標

プロトロンビン時間（PT）
基準値：10 ～ 12 秒
活性化部分トロンボプラスチン時間（APTT）
基準値：25 ～ 35 秒

study! プラスミン

プラスミノーゲンがプラスミノーゲン活性化因子（PA）により活性化されて生成される。

3）血液の凝固と線溶（図2）

1□□　出血が起こるとその部位の血管壁に**血小板**が凝集して❶＿＿＿＿＿＿＿＿を形成する。これを❷＿＿＿＿＿＿という。

2□□　一次止血後、**血液凝固因子**が活性化し最終的に**フィブリン**を形成し、血栓が血餅となって止血が完了する。これを❸＿＿＿＿＿＿という。

3□□　**フィブリン**はたんぱく分解酵素である❹＿＿＿＿＿＿によって溶解され、**フィブリン分解産物**となる。これを❺＿＿＿＿＿＿（線溶）という。

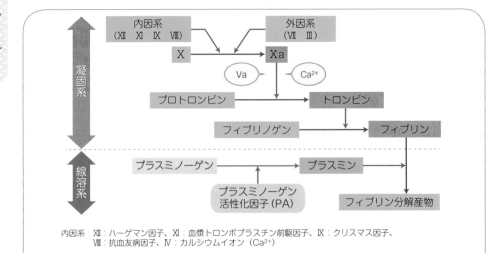

内因系　XII：ハーゲマン因子、XI：血漿トロンボプラスチン前駆因子、IX：クリスマス因子、VIII：抗血友病因子、IV：カルシウムイオン（Ca²⁺）

外因系　VII：安定因子（プロコンバーチン）、III：組織トロンボプラスチン、IV：カルシウムイオン（Ca²⁺）

X：スチュアート-プロア因子、Xa：活性化X因子、V：プロアクセレリン（不安定因子）

図2　凝固・線溶系

4）血液型（表1、2）

1□□　赤血球の血液型には、❶＿＿＿＿＿＿とRh式がある。

2□□　母児血液型不適合による溶血は母親がRh（❷＿＿＿＿＿）で胎児がRh（＋）の場合に起こる。

表1　ABO 式血液型

血液型	凝集原(血球)	凝集素（血清）
A型	A	β、抗 B 抗体（A 型血清）
B型	B	α、抗 A 抗体（B 型血清）
AB型	A、B	なし
O型	なし	α、β、抗 A 抗体、抗 B 抗体

表2　血液型判定（凝固の有無）

A型血清	B型血清	判定
－	＋	A型
＋	－	B型
＋	＋	AB型
－	－	O型

＋：凝集あり、－：凝集なし
血液型の判定→凝集原と凝集素が反応する（Aとα、Bとβが凝集する）。

Answer
3）血液の凝固と線溶
❶血小板血栓　❷一次止血
❸二次止血　❹プラスミン
❺線維素溶解

4）血液型
❶ABO式　❷－

Ⅱ 疾患ドリル

貧 血

1）貧血

1□□ **WHOの基準**では、ヘモグロビン（Hb）値が、成人男性❶ _____ g/dL未満、成人女性❷ _____ g/dL未満で貧血とされる。Hb減少による**酸素供給不足**を生じ、❸ _____ 、めまい、息切れ、易疲労感などが起こる。

2□□ 組織での❹ _____ 不足を補うため、**心拍数増加**、❺ _____ 、機能性心雑音が生じる。Hb減少による血色不良のために❻ _____ が、また血液濃度の低下（血漿浸透圧の亢進）のために❼ _____ などが生じる。

2）鉄欠乏性貧血

1□□ ❶ _____ が不足することによって生じる。貧血のなかで最も頻度が高い。**鉄**の❷ _____ が増大する場合と、鉄の❸ _____ が不足する場合がある。

2□□ 需要の増大の原因には、❹ _____ などによる出血、急速な**成長**などがある。供給不足の原因には**偏食**、胃切除後の**吸収不良**などがある。

3□□ ❺ _____ 貧血に分類される（表1）。**平均赤血球容積**が低下する。血液検査所見では、**血清鉄**および❻ _____ が低下し、総鉄結合能は増加する。

4□□ 症状として、**舌炎**、❼ _____ 、❽ _____ がみられる。治療では、原因疾患の治療とともに、❾ _____ を投与する。

表1 貧血の分類

	小球性低色素性貧血	正球性正色素性貧血	大球性正色素性貧血
MCV	低下	正常	上昇
MCH	低下	正常	上昇
MCHC	低下	正常	正常
主な貧血	鉄欠乏性貧血 サラセミア 鉄芽球性貧血	再生不良性貧血 溶血性貧血 腎性貧血	巨赤芽球性貧血

MCV（平均赤血球容積）：赤血球の大きさの指標。基準値 81 〜 100fL
MCH（平均赤血球ヘモグロビン量）：赤血球中の Hb 量の指標。基準値 29 〜 35pg
MCHC（平均赤血球ヘモグロビン濃度）：色素濃度が正常か低いかの指標。基準値 30 〜 35%

Answer

1）貧血

❶13 ❷12 ❸頭痛 ❹酸素
❺動悸 ❻顔面蒼白 ❼浮腫

2）鉄欠乏性貧血

解答順不同→❼❽
❶鉄 ❷需要 ❸供給 ❹月経
❺小球性低色素性
❻血清フェリチン ❼さじ状爪
❽プランマー・ビンソン症候群
❾鉄剤

3）再生不良性貧血

1 ☐☐　再生不良性貧血は、**造血幹細胞**の障害により❶＿＿＿＿＿での**造血不良（低形成）**をきたす。末梢血のすべての**血球**（赤血球、白血球、血小板）が減少する❷＿＿＿＿＿を起こす。原因が特定できない一次性（特発性）が多いが、薬剤性や❸＿＿＿＿＿被曝が原因で生じる場合もある。

2 ☐☐　汎血球減少により、貧血症状のほか、❹＿＿＿＿＿や**出血傾向**も呈する。

3 ☐☐　先天性の再生不良性貧血である❺＿＿＿＿＿は、**常染色体劣性遺伝**で、奇形と悪性腫瘍の発症を特徴とする。

4 ☐☐　診断には、❻＿＿＿＿＿と骨髄の低形成を確認することが必要である。治療は重症度に応じて**支持療法**や**免疫抑制療法**、❼＿＿＿＿＿が行われる。

4）巨赤芽球性貧血

1 ☐☐　巨赤芽球性貧血は、❶＿＿＿＿＿や❷＿＿＿＿＿の欠乏により**DNA合成**が障害され、赤血球の産生が阻害されることで起こる。

2 ☐☐　正常赤血球のほか、白血球や血小板も減少する❸＿＿＿＿＿がみられる。

3 ☐☐　症状として、❹＿＿＿＿＿、❺＿＿＿＿＿がみられる。

4 ☐☐　治療では、**ビタミンB₁₂**の❻＿＿＿＿＿を行う。葉酸の欠乏による場合は、葉酸を❼＿＿＿＿＿で投与する。

5）溶血性貧血

1 ☐☐　溶血性貧血とは、何らかの原因によって❶＿＿＿＿＿の破壊が亢進することによって生じる貧血である。

2 ☐☐　貧血、❷＿＿＿＿＿、脾腫を主症状とする❸＿＿＿＿＿貧血。

3 ☐☐　血管内で赤血球が破壊される**血管内溶血**と、❹＿＿＿＿＿などで破壊される**血管外溶血**がある。検査所見では、❺＿＿＿＿＿の増加がみられる。

4 ☐☐　**自己免疫性溶血性貧血**では、❻＿＿＿＿＿試験で陽性を示す。

5 ☐☐　治療は、ステロイド投与や、❼＿＿＿＿＿の摘出が行われることがある。

6）二次性貧血

1 ☐☐　何らかの基礎疾患に続発して生じる貧血を❶＿＿＿＿＿（症候性貧血）という。

2 ☐☐　腎機能低下により**腎臓**での❷＿＿＿＿＿産生が低下して貧血をきたすものを、❸＿＿＿＿＿という。

---

study! **悪性貧血**

巨赤芽球性貧血のなかで、胃粘膜の萎縮などによる**内因子**の欠乏でビタミンB₁₂吸収が障害されて起こるもの。

study! **溶血性貧血の黄疸**

赤血球の破壊亢進によりヘモグロビンの代謝産物である間接ビリルビンが増加することで黄疸を生じる。

study! **直接クームス試験**

赤血球に付着した抗体を検出する検査。

Answer

3）再生不良性貧血
❶骨髄　❷汎血球減少　❸放射線
❹易感染　❺ファンコニ貧血
❻汎血球減少　❼造血幹細胞移植

4）巨赤芽球性貧血
解答順不同→❶❷、❹❺
❶ビタミンB₁₂　❷葉酸
❸汎血球減少　❹ハンター舌炎
❺亜急性連合脊髄変性症
❻筋肉注射　❼経口

5）溶血性貧血
❶赤血球　❷黄疸
❸正球性正色素性　❹脾臓
❺網赤血球　❻直接クームス
❼脾臓

6）二次性貧血
❶二次性貧血　❷エリスロポエチン
❸腎性貧血

II 疾患ドリル

白血病

1）病態・症状

学習日 1回目　2回目

1□□ **急性白血病**は、分化が未熟な細胞（❶＿＿＿＿＿）が骨髄内で無制限に増殖する。腫瘍化する細胞の種類により❷＿＿＿＿＿と❸＿＿＿＿＿に分けられる。成人では前者が、小児では後者が多い。

2□□ 急性白血病では、骨髄内での正常な❹＿＿＿＿＿が障害されるため、赤血球減少により❺＿＿＿＿＿、白血球減少により❻＿＿＿＿＿、血小板減少により❼＿＿＿＿＿を呈する。また、白血病細胞の浸潤による、❽＿＿＿＿＿、肝脾腫、歯肉腫脹、中枢神経症状などがみられる。

3□□ **慢性白血病**は、慢性❾＿＿＿＿＿白血病と慢性❿＿＿＿＿白血病に分類される。後者は日本人では少ない。

4□□ **慢性骨髄性白血病**では染色体検査で⓫＿＿＿＿＿を認める。

5□□ 進行して白血球が増加すると、⓬＿＿＿＿＿や、⓭＿＿＿＿＿による腹部膨満感などが現れる。

6□□ 慢性骨髄性白血病が⓮＿＿＿＿＿した場合には、急性白血病と同様の、⓯＿＿＿＿＿、易感染、出血傾向を呈する。

2）検査・治療

学習日 1回目　2回目

1□□ 白血病の診断には、骨髄液や骨髄組織を採取する❶＿＿＿＿＿検査が行われる。採取には❷＿＿＿＿＿や**胸骨**を穿刺する骨髄穿刺が行われる。

2□□ 急性白血病治療は、"❸＿＿＿＿＿"（白血病細胞の全滅）の概念に基づいて行われる。化学療法として、❹＿＿＿＿＿療法、❺＿＿＿＿＿療法（地固め療法）を実施する。**造血幹細胞移植**が行われることもある。

3□□ 慢性骨髄性白血病の治療では、❻＿＿＿＿＿治療が中心に行われる。造血幹細胞移植が行われる場合もある。

4□□ 造血幹細胞移植では、❼＿＿＿＿＿（HLA）が一致するドナーが必要である。前処置として大量の抗がん薬投与や❽＿＿＿＿＿照射が行われる。

5□□ ❾＿＿＿＿＿（GVHD）は、移植したドナーの❿＿＿＿＿が患者（宿主）の組織を異物として攻撃するものである。発症時期により急性と慢性に分けられる。

study! 白血病裂孔

急性白血病では、末梢血中に芽球と正常な成熟血球のみが存在し、中間段階のない状態となる。これを白血病裂孔という。

かおりんpoint 骨髄移植

骨髄移植について、ドナー側、レシピエント側の準備で何が必要なのか確認しておきましょう。

study! 移植片対宿主病（GVHD）

急性GVHD：移植後100日以内に発症。発熱、発疹、水様下痢、肝障害などを呈す。
慢性GVHD：移植後100日以降に発症。自己免疫性疾患に類似した症状を呈す。

Answer
1）病態・症状
❶芽球 ❷骨髄性 ❸リンパ性
❹造血 ❺貧血 ❻易感染
❼出血傾向 ❽リンパ節腫脹
❾骨髄性 ❿リンパ性
⓫フィラデルフィア染色体
⓬全身倦怠感 ⓭脾腫
⓮急性転化 ⓯貧血症状

2）検査・治療
❶骨髄 ❷腸骨 ❸total cell kill
❹寛解導入 ❺寛解後
❻抗がん薬 ❼ヒト白血球抗原
❽放射線 ❾移植片対宿主病
❿リンパ球

Ⅱ 疾患ドリル

悪性リンパ腫

1) 病態・症状

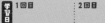

1□□ 悪性リンパ腫は❶＿＿＿＿＿＿が腫瘍性増殖をきたす疾患で、組織学的に❷＿＿＿＿＿＿＿＿と❸＿＿＿＿＿＿＿＿に分けられる。

2□□ リンパ節に発生すると❹＿＿＿＿＿＿（頸部、腋窩、鼠径部などのリンパ節の腫大）や、脾臓、扁桃の❺＿＿＿＿＿＿がみられる。痛みは伴わない。

3□□ **ホジキンリンパ腫**では病理所見で、❻＿＿＿＿＿＿や**ホジキン細胞**がみられる。症状として、❼＿＿＿＿＿＿とよばれる全身症状（38℃以上の**発熱**、6か月以内に10％以上の**体重減少、盗汗**）がみられる。また、発熱と解熱を繰り返す特徴的な❽＿＿＿＿＿＿がみられる。

4□□ 非ホジキンリンパ腫は、❾＿＿＿＿＿＿リンパ腫と、T/NK細胞リンパ腫に大別される。非ホジキンリンパ腫では、❿＿＿＿＿＿の**リンパ節腫大**がよくみられる。

2) 検査・治療

1□□ ❶＿＿＿＿＿＿生検や病変組織の病理診断により診断する。病期は、❷＿＿＿＿＿＿やその修正版であるコッツウォルズ分類で評価される（図1）。

2□□ 治療は、組織型、病期、全身状態に応じ、❸＿＿＿＿＿＿、放射線療法、造血幹細胞移植を行う。

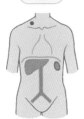

病期Ⅰ

1つのリンパ節領域（頸部など）、またはリンパ組織（脾臓、胸腺など）に病変がとどまっている

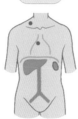

病期Ⅱ

横隔膜を境にして、同じ側に限局した2つ以上のリンパ節領域、リンパ組織に病変がある

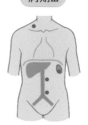

病期Ⅲ

横隔膜の両側のリンパ節領域、あるいはリンパ組織に病変がある

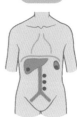

病期Ⅳ

リンパ節以外の臓器への広汎な浸潤がみられる

上記に加え、以下を付加する
E：リンパ節以外の臓器に（限局した）病変がある
A、B：以下の症状を伴うものをB、ないものをAとする
　①初診から半年以内に10％以上の体重減少、②継続またはくり返す38℃以上の原因不明の発熱、③盗汗
X：巨大な腫瘤があるとき、最大径が10cm以上、または胸のX線写真で胸椎の5番6番の高さでの胸郭（胸の幅）
　の1/3以上の胸腔内のリンパ腫病変を巨大腫瘤と評価する

図1 悪性リンパ腫の病期分類〔アン-アーバー分類（コッツウォルズ改訂）〕

Ⅲ 復習 ○ × 問 題

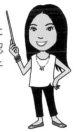

「解剖生理ドリル」と「疾患ドリル」で学習した内容が理解できているか、○×問題に答えて確認しましょう！ 発展問題も含まれていますのでチャレンジしてみてください。

Q 次の問題に○または×で答えてください。

❶ 赤血球、白血球、血小板は多能性造血幹細胞から産生される。

❷ Tリンパ球は骨髄に由来し、抗体を産生する。

❸ 赤血球の産生に関与するのはトロンボポエチンである。

❹ 造血が行われるのは、骨髄のうちの黄色骨髄である。

❺ 生体内で生じた血栓は、プラスミンによって溶解される（線溶）。

❻ O型はA型血清にもB型血清にも凝集しない。

❼ 貧血ではヘモグロビンの減少により顔面蒼白などが生じる。

❽ 鉄欠乏性貧血は、正球性正色素性貧血に分類される。

❾ 溶血性貧血では、網赤血球が増加する。

❿ 巨赤芽球性貧血の治療では脾臓の摘出が行われる。

⓫ ファンコニ貧血は感染症などの基礎疾患により生じる二次性貧血である。

⓬ 腎不全患者で貧血がみられるのは、エリスロポエチンの産生低下による。

⓭ MCHCは色素濃度の指標で、大球性正色素性貧血で低下する。

⓮ 白血病の診断には骨髄検査が行われる。

⓯ 急性白血病の治療では造血幹細胞移植が行われることがある。

⓰ 慢性白血病のうち、日本人に多いのは慢性リンパ性白血病である。

⓱ 患者の組織がドナーの組織を攻撃する反応をGVHDという。

⓲ 悪性リンパ腫ではリンパ球が腫瘍性増殖をきたす。

⓳ ホジキンリンパ腫では、発熱、体重増加、盗汗などのB症状を呈する。

⓴ 非ホジキンリンパ腫では、ペル-エプスタイン型発熱がみられる。

A ❶○ ❷×Tリンパ球は胸腺に由来し、細胞表面に抗原を発現する ❸×赤血球の産生にはエリスロポエチンが関与する ❹×造血が行われるのは幹細胞の豊富な赤色骨髄である ❺○ ❻○ ❼○ ❽×小球性低色素性貧血に分類される ❾○ ❿×ビタミンB₁₂の筋肉注射を行う ⓫×常染色体劣性遺伝による先天性の再生不良性貧血である ⓬○ ⓭×平均赤血球ヘモグロビン濃度のことで、色素濃度を示し、小球性低色素貧血で低下する ⓮○ ⓯○ ⓰×慢性骨髄性白血病が多い ⓱×GVHDは、ドナー側のリンパ球が患者側の組織を攻撃する反応である ⓲○ ⓳×B症状は体重増加でなく体重減少である ⓴×ホジキンリンパ腫に特徴的な発熱である

Ⅳ 力だめし国試問題

ここまでの知識を踏まえて国試問題にトライしてみましょう！　選択肢ひとつずつについて、正否の根拠・理由まで考えてみてください。

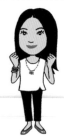

（1）貧血の定義で正しいのはどれか。

　　1．血圧が下がること

　　2．脈拍を自覚すること

　　3．立ち上がると失神すること

　　4．血色素量が減っていること

（1）解答　4

貧血とは、末梢血液中のヘモグロビン（Hb）濃度（血色素量）が低下した状態である。WHOの定義ではHb濃度が成人男性で13g/dL、成人女性で12g/dL未満を指す。

（2）貧血の治療で<u>誤っている</u>組合せはどれか。

　　1．悪性貧血―ビタミンKの与薬

　　2．再生不良性貧血―骨髄移植

　　3．透析中の腎性貧血―エリスロポエチンの与薬

　　4．溶血性貧血―脾臓摘出

（2）解答　1

×1：悪性貧血はビタミンB_{12}の吸収障害により起こる。治療ではビタミンB_{12}を筋肉注射する。

○2：再生不良性貧血は汎血球の減少により起こり、重度の場合は骨髄移植を行うことがある。

○3：腎性貧血はエリスロポエチンの低下による。

○4：溶血性貧血は脾臓による赤血球破壊が原因となることが多く、脾臓の摘出を行うことがある。

（3）急性白血病で<u>誤っている</u>のはどれか。

　　1．末梢血顆粒球の減少による臓器出血

　　2．赤血球生成の抑制による貧血

　　3．血小板生成の抑制による出血傾向

　　4．白血病細胞の増殖による造血障害

（3）解答　1

末梢血顆粒球の減少は臓器出血でなく、感染の原因となる。赤血球の減少は貧血、血小板の減少は出血傾向の原因となる。白血病細胞の増加は正常な血球の生成を妨げる。

（4）造血幹細胞移植後に、急性移植片対宿主病〈GVHD〉を疑うのは

acute graft-versus-host disease

どれか。

　　1．耳鳴

　　2．鼻閉感

　　3．ばち状指

　　4．頻繁な水様便

（4）解答　4

×1、2：GVHDでは、耳鳴や鼻閉感は生じない。

×3：ばち状指は、肺がんや慢性肺疾患、チアノーゼ性心疾患、肝硬変などでみられるが、GVHDでは生じない。

○4：GVHDでは、水様便になりやすい。

第**4**章

アレルギー・感染症・膠原病

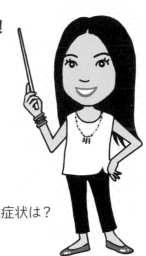

かおりん advice

この章では
つぎのポイントについて
理解を深めていきましょう！

☑ 免疫機構のしくみは？

☑ 生体防御のしくみと関与する細胞は？

☑ アレルギー反応の種類と特徴は？

☑ それぞれの感染症の病原体と感染経路は？

☑ 膠原病にはどんなものがある？

☑ 関節リウマチ、全身性エリテマトーデスに特徴的な症状は？

I 解剖生理ドリル

1）非特異的防御機構

1□□　ウイルスや細菌などの異物から身体を守るための機能を❶＿＿＿＿＿＿＿＿＿という。

2□□　異物の種類を選ばずに反応する防御機構を❷＿＿＿＿＿＿＿防御機構という。生まれながらに備わっている**免疫機構**であり、❸＿＿＿＿＿＿＿ともいわれる。

3□□　❹＿＿＿＿＿＿＿や粘膜は、**非特異的防御機構**を担っている。皮膚の表面を覆う角質層が、体内への微生物の侵入を防いでいる。

4□□　❺＿＿＿＿＿＿＿や❻＿＿＿＿＿＿＿、尿路、生殖器などは微生物の侵入を防御する❼＿＿＿＿＿＿＿に覆われている。

5□□　細菌が体内に侵入すると、❽＿＿＿＿＿＿＿や❾＿＿＿＿＿＿＿が集まり、細胞内に取り込んで死滅させる（**貪食・殺菌**作用）。

6□□　ウイルスやがん細胞には❿＿＿＿＿＿＿（NK細胞）が作用し、体内から排除しようとする。

2）特異的防御機構

1□□　異物の種類に応じて特異的に生体を防御する仕組みを特異的防御機構といい、生後獲得される免疫機構であることから、❶＿＿＿＿＿＿＿ともいわれる。

2□□　獲得免疫のしくみには、❷＿＿＿＿＿＿＿免疫と❸＿＿＿＿＿＿＿免疫がある。

3□□　獲得免疫には、❹＿＿＿＿＿＿＿細胞、❺＿＿＿＿＿＿＿細胞、マクロファージなどが関与する。

4□□　T細胞（Tリンパ球）は主に、❻＿＿＿＿＿＿＿と❼＿＿＿＿＿＿＿（キラーT細胞）に分けられる。

5□□　**T細胞**は、❽＿＿＿＿＿＿＿で分化・成熟する。

6□□　**マクロファージ**は自然免疫として貪食・殺菌作用を示すとともに、獲得免疫が始動すると❾＿＿＿＿＿＿＿細胞となり、貪食した抗原をヘルパーT細胞に提示する。

7□□　マクロファージは、❿＿＿＿＿＿＿が血管から組織に出たものである。

8□□　**抗原提示**を受けたヘルパーT細胞は⓫＿＿＿＿＿＿＿を放出し、⓬＿＿＿＿＿＿＿細胞や細胞傷害性T細胞を刺激して活性化させる。

9□□　液性免疫では、B細胞が活性化して⓭＿＿＿＿＿＿＿となり、⓮＿＿＿＿＿＿＿を産生する。

Answer

1）非特異的防御機構

解答順不同→❺❻、❽❾

❶生体防御機構　❷非特異的
❸自然免疫　❹皮膚　❺気道
❻消化管　❼粘膜　❽好中球
❾マクロファージ
❿ナチュラルキラー細胞

2）特異的防御機構

解答順不同→❷❸、❹❺

❶獲得免疫　❷液性　❸細胞性
❹T　❺B　❻ヘルパーT細胞
❼細胞傷害性T細胞　❽胸腺
❾抗原提示　❿単球
⓫インターロイキン　⓬B
⓭形質細胞　⓮抗体

10□□　❻＿＿＿＿＿＿＿は、異物である抗原に特異的に結合して抗原抗体反応を起こす物質で、❻＿＿＿＿＿＿＿＿ともよばれる。

11□□　細菌に抗体が結合すると、血漿中に存在する❼＿＿＿＿＿＿＿が活性化され、細菌の細胞膜を破壊し死滅させる。

12□□　抗体や補体が細菌に結合することで好中球やマクロファージの貪食作用が促進されることを❽＿＿＿＿＿＿＿という。

13□□　細胞性免疫では、❾＿＿＿＿＿＿＿が直接抗原を攻撃する。

study!　予防接種

予防接種は獲得免疫の機構を利用した感染予防策。弱毒化または不活化した病原体の抗原を体内に接種して、その抗原に対する抗体の産生を誘導することで、実際にその病原体が感染したときの抵抗力を高める。

3）免疫グロブリン

学習日　1回目　2回目

1□□　免疫グロブリン（ガンマグロブリン）は、体内で産生される抗体で、❶＿＿＿＿＿＿＿、❷＿＿＿＿＿＿＿、IgD、IgM、IgAに分類される（表1）。

2□□　免疫グロブリンのうち**胎盤**を通過して母体から胎児へ移行できるのは❸＿＿＿＿＿＿で、母体由来のものは出生時に最も多く存在する。

3□□　❹＿＿＿＿＿＿は最も早くに産生される。❺＿＿＿＿＿＿は最も少ない。

表1　免疫グロブリンの種類

種類	特徴・はたらき
IgG	免疫グロブリンのなかで最も多い（免疫グロブリンの70 〜 75％）。胎盤を通過することができ、母親から胎児へ移行する
IgE	気道、消化管粘膜、リンパ節などで産生される。血液中には微量 Ⅰ型アレルギーに関与する
IgD	B細胞の膜表面に存在する IgEに次いで少ない
IgM	抗原侵入後、最も早期に産生される
IgA	消化管や気道などの局所粘膜の免疫に重要な役割を担う 初乳に多く含まれる

4）アレルギー反応

学習日　1回目　2回目

1□□　アレルギーとは、免疫反応に基づく生体の有害反応で、❶＿＿＿＿＿＿＿反応である。

2□□　アレルギー反応を引き起こす**抗原**を❷＿＿＿＿＿＿＿という。

3□□　アレルギーは、❸＿＿＿＿＿＿＿によるⅠ〜Ⅲ型（およびⅤ型）アレルギーと、❹＿＿＿＿＿＿による❺＿＿＿＿＿型アレルギーに分類される（Ⅴ型をⅡ型に含めて分類する場合もある）（表2）。

表2　アレルギーの分類

	型	抗体	皮膚反応	代表疾患など
Ⅰ型	即時型 アナフィラキシー型	IgE	15〜30分 発赤と膨疹	気管支喘息、アレルギー性鼻炎、蕁麻疹、アトピー性皮膚炎、アナフィラキシーショック
Ⅱ型	細胞傷害型 細胞融解型	IgG、IgM	数分〜数時間	血液型不適合輸血、自己免疫性溶血性貧血、グッドパスチャー症候群、顆粒球減少症
Ⅲ型	免疫複合体型 アルサス型	IgG、IgM	4〜8時間 発赤と浮腫	血清病、急性糸球体腎炎、ループス腎炎、過敏性肺臓炎
Ⅳ型	遅延型 ツベルクリン型	T細胞	24〜48時間 発赤と硬結	接触性皮膚炎、移植組織片の拒絶反応、ツベルクリン反応
Ⅴ型	刺激性	IgG、IgM	−	バセドウ病

※Ⅴ型をⅡ型に含めて分類する場合もある

study! スタンダードプリコーション

感染の予防にはスタンダードプリコーションの遵守が重要である。スタンダードプリコーションでは、すべての患者の①血液、②汗を除くすべての体液、分泌物、排泄物、③傷のある皮膚、④粘膜を、感染の危険性があるものとみなす。

かおりん point 膠原病

膠原病としては、本書で挙げたもののほか、抗リン脂質抗体症候群、血管炎症候群なども学んでおくとよいでしょう。

5）感 染

学習日　1回目　　　　2回目

1□□　**病原微生物**が体内に入り組織や細胞に定着して増殖した状態を、❶＿＿＿＿＿＿＿が成立したという。

2□□　感染の成立には、❷＿＿＿＿＿＿、❸＿＿＿＿＿＿＿、**感受性**の3つの因子が関与する。

3□□　病原微生物の**感染経路**には、❹＿＿＿＿＿＿、❺＿＿＿＿＿＿、飛沫感染がある。

4□□　**接触感染**は手指や❻＿＿＿＿＿＿などを介して病原微生物が移動して伝播する。

5□□　**空気感染**は、病原微生物が5μm以下の❼＿＿＿＿＿＿になって空気中を漂い、他者に伝播するものである。❽＿＿＿＿＿感染ともいう。

6□□　**飛沫感染**は、咳やくしゃみなどで病原微生物が❾＿＿＿＿＿に覆われた状態（❿＿＿＿＿＿）で放出され、他者に伝播する。1〜1.5m程度の範囲で起こる。

7□□　感染が成立して、何らかの症状が出現した場合を⓫＿＿＿＿＿といい、症状が出現していない状態を⓬＿＿＿＿＿＿という。

6）膠原病

学習日　1回目　　　　2回目

1□□　膠原病は、❶＿＿＿＿＿＿が関与して❷＿＿＿＿＿＿が出現し、**抗原抗体反応**が起こって多臓器に障害を生じる。

2□□　膠原病は、❸＿＿＿＿＿＿の慢性の**炎症性疾患**である。大きく分類すると、関節炎を主体とする疾患、血管炎を主体とする疾患、全身性の疾患がある。膠原病の経過は長期にわたり、増悪と❹＿＿＿＿＿＿を繰り返すことが多い。

3□□　膠原病の検査に、❺＿＿＿＿＿＿検査がある。

Answer

5）感 染

解答順不同→❷❸、❹❺

❶感染　❷感染源　❸感染経路
❹接触感染　❺空気感染　❻器具
❼飛沫核　❽飛沫核　❾水分
❿飛沫　⓫発症　⓬不顕性感染

6）膠原病

❶自己免疫　❷自己抗体
❸全身性　❹寛解　❺抗核抗体

結 核

1) 病態・症状

学習日　1回目　　　2回目

1 □□　結核は❶＿＿＿＿＿により生じる感染症で、全身の臓器に病巣をつくるが、なかでも**肺結核**が大半を占める。

2 □□　**結核菌は**❷＿＿＿＿＿（飛沫核感染）により伝播する。感染者のうち、症状を発症するのは一部である。

3 □□　感染後すぐに発病するものを❸＿＿＿＿＿（一次結核）、感染から期間を経た後に発病するものを❹＿＿＿＿＿（二次結核）という。

4 □□　結核は❺＿＿＿法の❻＿＿＿＿感染症に指定されており、診断後❼＿＿＿＿＿届出が必要である。従来結核は「結核予防法」にて管理されていたが、2007（平成19）年に「❽＿＿＿＿＿法」に組み入れられた。

5 □□　肺結核の症状では、長引く❾＿＿＿＿＿、喀痰（血痰）、倦怠感、寝汗、呼吸困難などを生じる。

6 □□　肺外病変では、リンパ節、胸膜、泌尿器・生殖器などが多い。結核菌が血行性に全身に移行し2臓器以上に病変をつくるものを❿＿＿＿＿＿という。

2) 検査・治療

学習日　1回目　　　2回目

1 □□　検査では、**胸部X線検査、結核菌の検出**（喀痰塗抹検査・❶＿＿＿＿＿検査）などが行われる。

2 □□　従来行われていた❷＿＿＿＿＿反応はBCG接種の影響を受けるため、近年は❸＿＿＿＿＿検査が行われている。

3 □□　治療は❹＿＿＿＿＿による多剤併用化学療法が基本である。

4 □□　多剤併用化学療法に用いられる薬剤には、❺＿＿＿＿＿（アミノグリコシド系抗菌薬）やリファンピシン、エタンブトール、ピラジナミド、イソニアジドなどがある。

5 □□　薬剤の確実な服用を実現するため、❻＿＿＿＿＿（DOTS）の導入が推進されている。これは、患者が服薬するのを医療者が実際に見て確認する方法である。

6 □□　喀痰塗抹陽性の肺結核患者は**隔離入院**とする。患者には❼＿＿＿＿＿マスクを装着してもらう。医療者は❽＿＿＿＿＿マスクを着用する。

Ⅱ 疾患ドリル

HIV感染症・後天性免疫不全症候群（エイズ）

1）病態・症状

1 □□　**HIV感染症**や**後天性免疫不全症候群**（エイズ；AIDS）は、❶＿＿＿＿＿＿＿＿＿（HIV）によって起こる疾患である。

2 □□　ウイルスは核酸としてDNAとRNAのいずれか一方をもつ。HIVは❷＿＿＿＿＿＿＿をもつウイルスである。

3 □□　HIVの**感染経路**には、❸＿＿＿＿＿＿感染、血液感染、❹＿＿＿＿＿＿感染がある。

4 □□　HIVは❺＿＿＿＿＿＿＿＿（ヘルパーT細胞）に感染して死滅させ、免疫不全をもたらす。

5 □□　HIV感染症は、**急性感染期**、❻＿＿＿＿＿＿＿、AIDS期の3つの病期にわけることができる（図1）。

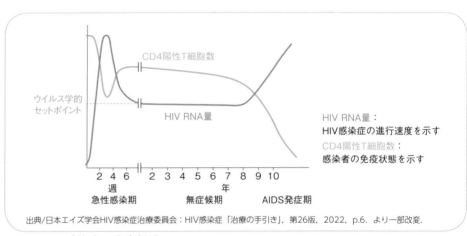

CD4陽性T細胞数

ウイルス学的
セットポイント

HIV RNA量

HIV RNA量：
HIV感染症の進行速度を示す
CD4陽性T細胞数：
感染者の免疫状態を示す

| 2 4 6 | 2 3 4 5 6 7 8 9 10 |
週　　　　　　　　　　　　年
急性感染期　　　無症候期　　　AIDS発症期

出典/日本エイズ学会HIV感染症治療委員会：HIV感染症「治療の手引き」，第26版，2022，p.6. より一部改変.

図1　HIV 感染症の臨床経過

6 □□　急性感染期は感染から数週間の間で、❼＿＿＿＿＿や咽頭痛、❽＿＿＿＿＿＿＿腫脹などがみられる。これらは1〜2週間程度で軽快する。

7 □□　無症候期は急性感染期の後、数年間続く。この間はほぼ❾＿＿＿＿＿＿であるが、CD4陽性T細胞は徐々に減少していく。

8 □□　HIV感染により**免疫機能**が低下し、❿＿＿＿＿＿＿や悪性腫瘍などの合併症を発症したものが後天性免疫不全症候群（エイズ；AIDS）である。

9 □□　エイズと判定するための⓫＿＿＿＿＿＿＿疾患として、**ニューモシスチス肺炎**、**カンジダ症**、**カポジ肉腫**など、⓬＿＿＿＿＿＿の疾患が定められている（表1）。

表1 エイズ指標疾患

1. カンジダ症（食道、気管、気管支、肺）	13. サイトメガロウイルス感染症（生後1か月以後で、肝、脾、リンパ節以外）
2. クリプトコッカス症（肺以外）	
3. コクシジオイデス症	14. 単純ヘルペスウイルス感染症
4. ヒストプラズマ症	15. 進行性多巣性白質脳症
5. ニューモシスチス肺炎	16. カポジ肉腫
6. トキソプラズマ脳症（生後1か月以後）	17. 原発性脳リンパ腫
7. クリプトスポリジウム症（1か月以上続く下痢を伴ったもの）	18. 非ホジキンリンパ腫
	19. 浸潤性子宮頸がん
8. イソスポラ症（1か月以上続く下痢を伴ったもの）	20. 反復性肺炎
	21. リンパ性間質性肺炎／肺リンパ過形成：LIP/PLH complex（13歳未満）
9. 化膿性細菌感染症	
10. サルモネラ菌血症（再発を繰り返すもので、チフス菌によるものを除く）	22. HIV脳症（認知症または亜急性脳炎）
	23. HIV消耗性症候群（全身衰弱またはスリム病）
11. 活動性結核（肺結核または肺外結核）	
12. 非結核性抗酸菌症	

2）検査・治療

学習日 1回目 ___ 2回目 ___

1□□ HIV感染症は、血清中の❶_____を検出することで診断する。感染後1か月ほど検出されない時期がある。

2□□ HIV感染症の経過を把握するには、❷_____数と血中HIV RNA量が重要なパラメーターとなる。前者の数が200/μL以下になると日和見感染症を発症しやすくなる。

3□□ CD4陽性T細胞数にかかわらずすべてのHIV感染者に抗HIV治療を開始することが推奨されている。抗HIV薬による**薬物療法**では、❸____剤以上の薬物を組み合わせる**多剤併用療法**（抗レトロウイルス療法：ART）が行われる。抗HIV薬には、ヌクレオシド系逆転写酵素阻害薬、非ヌクレオシド系逆転写酵素阻害薬、❹_____阻害薬、インテグラーゼ阻害薬、侵入阻止薬がある。

4□□ 飲み忘れなどによりウイルスが❺_____を獲得することがあるため、患者の積極的な治療参加を促し、服薬❻_____を維持することが重要である。

5□□ HIV感染者は、内部障害の「免疫機能障害」として身体障害者福祉法に基づき❼_____を取得することができる。病気の状況に応じて1～4級に分けられる。

かおりんpoint 薬害エイズ

わが国では、HIVが混入した非加熱血液製剤を血友病の患者に使用しHIV感染を引き起こしたという薬害エイズの悲しい歴史があります。

ア

かおりんpoint HIV感染症の治療ガイドライン

わが国におけるHIV感染症の治療ガイドラインには、厚生労働省の『抗HIV治療ガイドライン』や、日本エイズ学会の『HIV感染症治療の手引き』があり、毎年改訂が行われています。

Answer
2）検査・治療
❶HIV抗体 ❷CD4陽性T細胞
❸3 ❹プロテアーゼ
❺耐性 ❻アドヒアランス
❼身体障害者手帳

Ⅱ 疾患ドリル

関節リウマチ

1）病態

学習日 1回目 _____ 2回目 _____

study! **関節リウマチの原因**
関節リウマチの原因は不明だが、何らかの自己免疫的機序が関与しているとされる。

1□□　関節リウマチは、慢性かつ進行性に経過する**多発性の❶**_____である。膠原病のなかで最も頻度が高い。30〜50歳代の**❷**_____に好発する。

2□□　病変の主体は**❸**_____の炎症で、滑膜組織の増殖によりパンヌスを形成し、**関節**に**腫脹**や**疼痛**をきたす。進行すると**❹**_____や骨が侵され、**❺**_____の破壊や変形をきたす（図1）。関節の破壊は、発症後2年以内が最も急速に進むとされている。関節以外にも、全身の組織や臓器に病変をきたす。

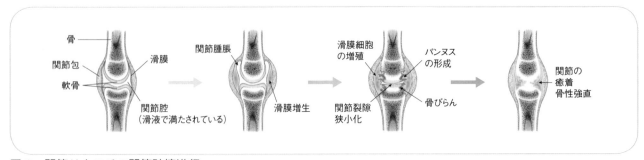

骨　　関節包　　滑膜　　軟骨　　関節腔（滑液で満たされている）

関節腫脹　　滑膜増生

滑膜細胞の増殖　　パンヌスの形成　　関節裂隙狭小化　　骨びらん

関節の癒着骨性強直

図1　関節リウマチの関節破壊進行

2）症状

学習日 1回目 _____ 2回目 _____

study! **リウマトイド結節**
肘伸側、後頭部、手指背面など絶えず外力が加わる部位に生じる無痛性の結節。

1□□　初発症状は、**❶**_____や**手関節**などの小さな関節の炎症で、**❷**_____や疼痛などが現れる。手指関節では、**❸**_____（PIP関節）や**中手指節間関節**（MCP関節）が侵されやすいが、**❹**_____（DIP関節）が侵されることはまれである。

2□□　関節リウマチの特徴として、起床時に関節の動かしづらさを感じる**❺**_____がある。症状は**❻**_____に進行する。

3□□　PIP関節の破壊により**❼**_____**変形**、MCP関節の破壊により**スワンネック変形・尺側偏位**などの手指の変形が起こる（図2）。足指の変形では、外反母趾などをきたす。

4□□　**全身症状**では、**❽**_____、易疲労感、食欲低下、体重減少などをきたす。

5□□　**皮膚症状として❾**_____とよばれる皮下結節がみられる。

6□□　呼吸器では、**❿**_____、**胸膜炎**などをきたす。眼症状として、強膜炎、乾燥性角結膜炎などがみられる。心臓では、心膜炎、心筋炎などをきたす。

Answer

1）病態
❶関節炎　❷女性　❸関節滑膜
❹軟骨　❺関節

2）症状
❶手指　❷腫脹
❸近位指節間関節
❹遠位指節間関節　❺朝のこわばり
❻左右対称性　❼ボタンホール
❽発熱　❾リウマトイド結節
❿間質性肺炎

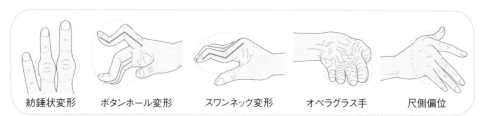

| 紡錘状変形 | ボタンホール変形 | スワンネック変形 | オペラグラス手 | 尺側偏位 |

図2 手指関節の変形

ア

3）検査

1□□　検査では、IgGに対する自己抗体である❶＿＿＿＿＿＿＿＿＿＿（RF）や、**抗CCP**（環状シトルリン化ペプチド）**抗体**が測定される。RFは他の膠原病や他疾患でも陽性となることがある。

2□□　炎症反応の指標として、赤血球沈降速度や❷＿＿＿＿＿＿＿＿＿（CRP）が上昇する。また、マトリクスメタロプロテアーゼ3（MMP-3）も上昇する。

3□□　診断基準として、❸＿＿＿＿＿＿＿＿＿の診断基準が広く用いられている（表1）。近年は、早期に診断するための基準として、アメリカリウマチ学会・ヨーロッパリウマチ学会による診断基準も用いられる。

表1 関節リウマチの診断基準（アメリカリウマチ学会、1987改訂）

1）少なくとも1時間以上持続する朝のこわばり（6週間以上持続）
2）3領域以上の関節の腫脹（6週間以上持続）
3）手関節（wrist）または中手指関節（MP）または近位指関節（PIP）の少なくとも1領域の腫脹（6週間以上持続）
4）対称性関節腫脹（6週間以上持続）
5）手・指関節のX線変化
6）皮下結節（リウマトイド結節）
7）リウマトイド因子の存在
上記の7項目中4項目を満たすものを関節リウマチとする。

> かおりんpoint **悪性関節リウマチ**
>
> 血管炎をはじめとする関節外症状を認める難治性の関節リウマチを、悪性関節リウマチといいます。指定難病に含まれており、医療費の助成を受けられます。

> study! **アメリカリウマチ学会・ヨーロッパリウマチ学会による診断基準**
>
> 罹患関節数、血清学的検査（RF・抗CCP抗体）、炎症反応（CRP・赤血球沈降速度）、症状の持続期間、の4項目をスコア化して判定する。

4）治療

1□□　治療は、安静・動作工夫など基礎療法のほか、❶＿＿＿＿＿＿＿＿を中心として、**手術療法**、**理学療法**を組み合わせて行う。

2□□　薬物療法では❷＿＿＿＿＿＿＿＿（DMARDs）、副腎皮質ステロイド薬、❸＿＿＿＿＿＿＿、非ステロイド性抗炎症薬（NSAIDs）などを用いる。

3□□　手術療法では、滑膜切除術、関節固定術、❹＿＿＿＿＿＿＿置換術などが行われる。リハビリテーションでは、❺＿＿＿＿＿＿＿や筋力の保持・改善を図る。また、ADL改善のための作業療法や装具療法も行われる。

Answer
3）検査

❶リウマトイド因子
❷C反応性たんぱく
❸アメリカリウマチ学会

4）治療

❶薬物療法　❷抗リウマチ薬
❸生物学的製剤　❹人工関節
❺関節可動域

Ⅱ 疾患ドリル

全身性エリテマトーデス（SLE）

1）病態・症状

1 □□　全身性エリテマトーデス（systemic lupus erythematosus；SLE）は、自己免疫反応により多臓器が障害される❶＿＿＿＿＿＿＿＿＿＿である。

2 □□　病態には、**自己抗体**が作用する❷＿＿＿＿＿＿型アレルギー、**免疫複合体**が組織へ沈着することによる❸＿＿＿＿＿型アレルギーが中心的に関与し、ほか、Ⅳ型アレルギーも関係する。

3 □□　性差では圧倒的に❹＿＿＿＿＿に多く、20～40歳代に好発する。

4 □□　**初発症状**としては、❺＿＿＿＿＿＿、皮疹、❻＿＿＿＿＿＿＿、発熱などが起こりやすい。

5 □□　**皮膚・粘膜症状**として、特徴的な❼＿＿＿＿＿＿＿＿、円板状紅斑のほか、手掌紅斑、レイノー現象、脱毛、光過敏症、❽＿＿＿＿＿内潰瘍などが起こる。❾＿＿＿＿＿＿＿＿＿＿は、四肢末端に血流障害が生じるもので、皮膚の色が、白→紫→赤と変化する現象をいう。

6 □□　腎症状として、❿＿＿＿＿＿＿＿をきたし、**血尿やたんぱく尿**を呈す。⓫＿＿＿＿＿＿＿＿＿へ移行し、腎不全に至ることもある。

7 □□　**CNSループス**とよばれる⓬＿＿＿＿＿＿症状がみられる。精神症状として⓭＿＿＿＿＿、せん妄、認知障害など、神経症状として脳血管障害、⓮＿＿＿＿＿、髄膜炎などをきたす。

8 □□　⓯＿＿＿＿＿＿や心膜炎などの漿膜炎をきたすこともある。

2）検査・治療

1 □□　診断には、アメリカリウマチ学会による分類基準が広く用いられている。血液検査では、赤血球、白血球、血小板が減少する❶＿＿＿＿＿＿＿＿＿がみられる。また、血清の❷＿＿＿＿＿値は低下する。

2 □□　治療の中心は、❸＿＿＿＿＿＿＿＿＿である。重症例などではパルス療法が行われることもある。この療法は、薬を投与する期間としない期間を繰り返す治療法である。難治例には❹＿＿＿＿＿＿が用いられる。

3 □□　日常生活では、過労や日光への曝露を避ける。また、SLE自体の易感染性と治療薬の作用により❺＿＿＿＿＿を起こしやすいため注意する。

Answer

1）病態・症状

解答順不同→❺❻

❶慢性炎症性疾患　❷Ⅱ
❸Ⅲ　❹女性　❺関節炎
❻レイノー現象　❼蝶形紅斑
❽口腔　❾レイノー現象
❿ループス腎炎
⓫ネフローゼ症候群
⓬中枢神経　⓭うつ　⓮痙攣
⓯胸膜炎

2）検査・治療

❶汎血球減少　❷補体
❸副腎皮質ステロイド薬
❹免疫抑制薬　❺感染

Ⅱ 疾患ドリル

若年性特発性関節炎

1 □□ 若年性特発性関節炎（juvenile idiopathic arthritis；JIA）は、❶ _____ 歳未満の**小児期**に発症する原因不明の**慢性関節炎**をいう。

2 □□ 大きく分類して、❷ _____ 型、多関節型、少関節型に分類される。男女比は、全身型はほぼ１：１、多関節型と少関節型は女児に多い。

3 □□ **全身型**はStill病ともいわれる。多関節の❸ _____ 、**弛張熱**、サーモンピンク色のリウマトイド疹とよばれる**発疹**、全身の**リンパ節腫脹**、肝脾腫、心外膜炎などがみられる。

4 □□ **多関節型**は❹ _____ か所以上の関節炎、微熱、リンパ節腫脹などがみられる。**少関節型**は１～４か所の関節炎にとどまる。

5 □□ 治療では、主として非ステロイド性抗炎症薬が用いられる。また、炎症の悪化を防ぐため、強い関節痛がある場合は局部を❺ _____ に保つ。

Answer
若年性特発性関節炎
❶16 ❷全身 ❸関節炎 ❹5
❺安静

ベーチェット病

1 □□ ベーチェット病は全身の臓器に多彩な症状を示す難治性の**炎症性疾患**で、**主症状に**❶ _____ 、再発性の**口腔内アフタ性潰瘍**、**外陰部潰瘍**、皮膚の**結節性紅斑**がみられる。

2 □□ **副症状**に、❷ _____ 、中枢神経病変、消化器病変、血管病変、副睾丸炎（精巣上体炎）がある。

3 □□ 病型は次のように分類される。

- **完全型**：主症状❸ _____ つがみられるもの
- **不完全型**：主症状３つがみられるもの、主症状２つ＋副症状２つのもの、眼症状＋主症状１つのもの、眼症状＋副症状２つのもの
- **副症状の一部が主体となる特殊病型**：腸管ベーチェット病、血管ベーチェット病、神経ベーチェット病

4 □□ 検査では、❹ _____ 、赤血球沈降速度、CRPといった**炎症の指標**が亢進・上昇する。また、患者には**HLA-B51**陽性の人が多い。

5 □□ 薬物療法では、❺ _____ や免疫抑制薬、コルヒチンなどが用いられる。

Answer
ベーチェット病
❶ブドウ膜炎 ❷関節炎 ❸4
❹白血球 ❺副腎皮質ステロイド薬

Ⅱ 疾患ドリル

シェーグレン症候群

学習日　1回目＿＿＿＿＿＿　2回目＿＿＿＿＿＿

1□□　シェーグレン症候群は、**涙腺**、**唾液腺**などの外分泌腺を中心に炎症を生じる自己免疫疾患である。男女比では❶＿＿＿＿＿＿に多い。他の膠原病を合併する場合も多い。

2□□　眼が乾燥する❷＿＿＿＿＿＿（乾燥性角結膜炎）や、口腔が乾燥するドライマウスなどの**腺症状**を主な症状とする。**腺外症状**では、手指が白→紫→赤に変化する❸＿＿＿＿＿＿や、関節炎、腎障害などを呈する。

3□□　シルマー試験で涙液、ガム試験で❹＿＿＿＿＿＿の分泌状態を検査する。

4□□　眼の乾燥には**点眼薬**の使用、口腔の乾燥には、頻回の含漱や❺＿＿＿＿＿＿を行う。

Answer
シェーグレン症候群
❶女性　❷ドライアイ
❸レイノー現象　❹唾液
❺飲水

多発性筋炎・皮膚筋炎

学習日　1回目＿＿＿＿＿＿　2回目＿＿＿＿＿＿

1□□　多発性筋炎・皮膚筋炎は横紋筋に炎症を生じ**筋力低下**を主な症状とする炎症性筋疾患であり、❶＿＿＿＿＿＿では特有の皮膚症状を伴う。

2□□　徐々に進行する四肢の❷＿＿＿＿＿＿筋の筋力低下で発症する。

3□□　皮膚症状としては、手指の関節背面にみられる**落屑**を伴う紅斑（❸＿＿＿＿＿＿徴候）や、上眼瞼の**紫紅色**の紅斑である❹＿＿＿＿＿＿疹が特徴的である。

4□□　呼吸器病変である❺＿＿＿＿＿＿を合併することもある。

Answer
多発性筋炎・皮膚筋炎
❶皮膚筋炎　❷近位
❸ゴットロン
❹ヘリオトロープ
❺間質性肺炎

全身性強皮症

学習日　1回目＿＿＿＿＿＿　2回目＿＿＿＿＿＿

1□□　全身性強皮症（SSc）は、❶＿＿＿＿＿＿の**硬化**と内臓の**線維化**を生じる全身性の自己免疫疾患で、更年期の❷＿＿＿＿＿＿に多い。

2□□　皮膚症状として、血流障害により❸＿＿＿＿＿＿をきたす。また、皮膚の硬化が顔面に及ぶと、表情に乏しくなる❹＿＿＿＿＿＿となる。

3□□　内臓の線維化では、肺の線維化による❺＿＿＿＿＿＿がよくみられる。

Answer
全身性強皮症
❶皮膚　❷女性
❸レイノー現象　❹仮面様顔貌
❺肺線維症

Ⅲ 復習○×問題

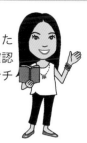

「解剖生理ドリル」と「疾患ドリル」で学習した内容が理解できているか、○×問題に答えて確認しましょう！ 発展問題も含まれていますのでチャレンジしてみてください。

Q 次の問題に○または×で答えてください。

□□□ ❶ ワクチンは自然免疫によって疾病の予防効果を得る。　○ ×

□□□ ❷ ヘルパーＴ細胞はCD8陽性Ｔ細胞である。　○ ×

□□□ ❸ 抗体が抗原を排除する免疫機構を細胞性免疫という。　○ ×

□□□ ❹ IgEが関与するのはⅠ型アレルギーである。　○ ×

□□□ ❺ 感染はしているが、症状が出現していない状態を不顕性感染という。　○ ×

□□□ ❻ HIVは血液を介して感染する。　○ ×

□□□ ❼ HIV感染症の薬物治療は、重症者以外は単剤投与が基本である。　○ ×

□□□ ❽ 風疹はエイズ指標疾患である。　○ ×

□□□ ❾ 結核の感染は空気感染（飛沫核感染）による。　○ ×

□□□ ❿ 結核は、感染症法の３類感染症に指定されている。　○ ×

□□□ ⓫ 結核の治療では、直接服薬確認治療の導入が進められている。　○ ×

□□□ ⓬ SLEでは、血球細胞の増加がみられる。　○ ×

□□□ ⓭ SLEの治療には、副腎皮質ステロイド薬が用いられる。　○ ×

□□□ ⓮ レイノー現象があるときは室温を低く保つ。　○ ×

□□□ ⓯ 関節リウマチは男性に好発する。　○ ×

□□□ ⓰ 関節リウマチでは就寝時の関節のこわばりが特徴的である。　○ ×

□□□ ⓱ 関節リウマチでは、CRPの上昇がみられる。　○ ×

□□□ ⓲ 関節リウマチの治療は、抗リウマチ薬をはじめとする薬物療法が中心である。　○ ×

□□□ ⓳ ベーチェット病の主症状として、ブドウ膜炎や口腔内アフタ性潰瘍などがある。　○ ×

□□□ ⓴ 若年性特発性関節炎のうち、多発型は４か所以上に関節炎がみられる。　○ ×

A

　❶×ワクチンは獲得免疫により疾病を予防するものである ❷×ヘルパーＴ細胞はCD4陽性Ｔ細胞である ❸×抗体による免疫機構は液性免疫である ❹○ ❺○ ❻○このほか、性的接触や母子感染によっても感染する ❼×HIV感染症の薬物治療では３剤以上の多剤併用が標準である ❽×エイズ指標疾患として23の疾患が定められている ❾○ ❿×２類感染症に指定されている。診断後は直ちに届出が必要である ⓫○ ⓬×赤血球、白血球、血小板が減少する汎血球減少がみられる ⓭○ ⓮×レイノー現象は血流低下に起因するため寒冷を避ける ⓯×30～50歳代の女性に好発する ⓰×こわばりがみられるのは起床時である ⓱○ ⓲○ ⓳○ ⓴×多発型は５か所以上の関節炎を有するものである。

Ⅳ 力だめし国試問題

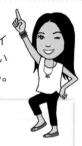

ここまでの知識を踏まえて国試問題にトライしてみましょう！　選択肢ひとつずつについて、正否の根拠・理由まで考えてみてください。

(1) ヒト免疫不全ウイルス〈HIV〉感染症で正しいのはどれか。
human immunodeficiency virus infection

 1．経皮感染する。

 2．無症候期がある。

 3．DNAウイルスによる。

 4．血液中のB細胞に感染する。

(1) 解答　2

×1：主に血液、精液、腟分泌物、母乳を介して感染する。

○2：感染初期の症状が消失するとエイズ発症期までは症状のない無症候期が続く。

×3：HIVはRNAウイルスである。

×4：ヘルパーT細胞に感染して増殖する。

(2) 全身性エリテマトーデス〈SLE〉でみられるのはどれか。
systemic lupus erythematosus

 1．体重増加

 2．光線過敏症

 3．白血球増加

 4．高度の変形を伴う関節痛

(2) 解答　2

×1：全身倦怠感や易疲労とともに体重減少がみられる。

○2：光線過敏症はSLEの特徴的な症状である。

×3：血球の細胞障害をきたすため、汎血球減少となる。

×4：関節痛を生じるが、高度の変形は伴わない。

(3) 関節リウマチで正しいのはどれか。
rheumatoid arthritis

 1．腎障害を合併することが多い。

 2．関節のこわばりは、夕方に強い。

 3．遠位指節(DIP)が障害されやすい。

 4．悪性関節リウマチは血管炎を伴う。
malignant rheumatoid arthritis　vasculitis

(3) 解答　4

×1：合併することが多いのは、間質性肺炎や皮下結節、心膜炎、血管炎などである。

×2：関節のこわばりは朝に強くなることが特徴である。

×3：近位指節間関節や中手指節間関節が障害されることが多い。

○4：関節リウマチに皮下結節や血栓症、眼症状などの血管炎によると思われる症状がみられ、重篤な臨床病態を伴う場合を悪性関節リウマチという。

(4) Sjögren〈シェーグレン〉症候群について正しいのはどれか。
Sjögren syndrome

 1．網膜炎を合併する。

 2．男女比は1対1である。

 3．主症状は乾燥症状である。

 4．抗核抗体の陽性率は30％程度である。

(4) 解答　3

×1：乾燥性角結膜炎を生じる。

×2：女性に多く発症する。

○3：ドライアイ（乾燥性角結膜炎）やドライマウスなどの乾燥症状を主症状とする。

×4：抗核抗体の陽性率は70～90％とされる。

第 5 章

消化器

かおりん advice この章では つぎのポイントについて 理解を深めていきましょう！

☑ 口腔から肛門までの消化経路は？

☑ 肝臓・胆嚢・膵臓の関係は？

☑ 食物の消化・吸収のしくみは？

☑ 消化器がんの手術法と再建法は？

☑ 腸閉塞、イレウスの分類と治療法は？

☑ 潰瘍性大腸炎とクローン病の違いは？

☑ 肝硬変の症状と治療法は？

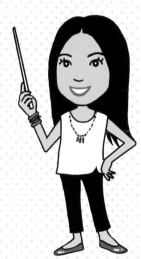

Ⅰ 解剖生理ドリル

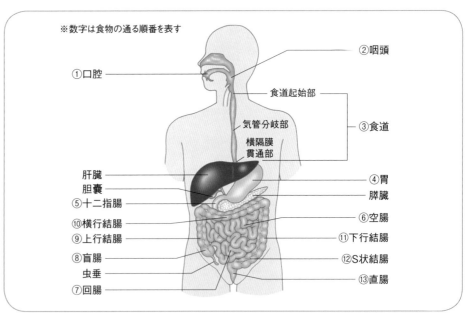

※数字は食物の通る順番を表す

①口腔
②咽頭
食道起始部
気管分岐部
③食道
横隔膜貫通部
肝臓
胆嚢
④胃
膵臓
⑤十二指腸
⑩横行結腸
⑥空腸
⑨上行結腸
⑪下行結腸
⑧盲腸
⑫S状結腸
虫垂
⑬直腸
⑦回腸

図1　消化器系の全景

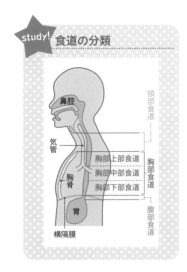

study! **食道の分類**

鼻腔
気管
胸骨
胃
横隔膜
頸部食道
胸部上部食道
胸部中部食道
胸部下部食道
胸部食道
腹部食道

study! **唾　液**

唾液は1日に1〜1.5Lほど分泌される。成分はほとんどが水で、ほかに、糖質分解酵素のアミラーゼや、抗菌作用のあるリゾチーム、ラクトフェリン、IgA などを含む。

Answer
1）消化管の構造
❶重層扁平上皮　❷単層円柱上皮
❸粘膜層　❹粘膜下層　❺漿膜

2）口腔における消化・嚥下
解答順不同→❹❺
❶咀嚼　❷舌下腺　❸耳下腺
❹口腔相　❺咽頭相

1）消化管の構造（図1）

学習日 1回目　　2回目

1□□　消化管の**粘膜**は、口腔から食道および肛門は❶＿＿＿＿＿＿＿＿で、胃から直腸までは❷＿＿＿＿＿＿＿＿で覆われている。

2□□　食道以外の消化管壁の**層構造**は、内腔側から❸＿＿＿＿＿＿、❹＿＿＿＿＿、筋層、❺＿＿＿＿＿＿からなる。

2）口腔における消化・嚥下

学習日 1回目　　2回目

1□□　口腔内に入った食物が下顎の運動で噛み砕かれることを❶＿＿＿＿＿という。

2□□　口腔近傍には、舌の下にある❷＿＿＿＿＿＿、耳の下にある❸＿＿＿＿＿＿、顎の奥部にある**顎下腺**の3つの**大唾液腺**がある（図2）。

3□□　口腔内の食物が、咽頭、食道を経由して胃に入るまでの運動を**嚥下**という。この過程は、❹＿＿＿＿＿＿、❺＿＿＿＿＿＿、食道相の3つの相に分けられる（図3）。

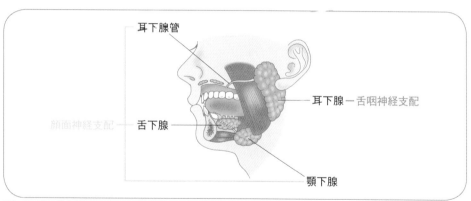

図2 大唾液腺

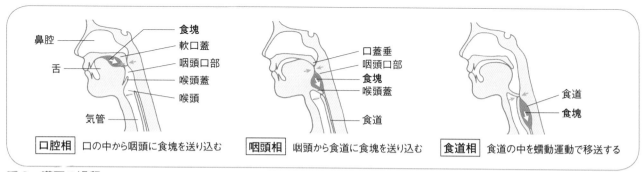

図3 嚥下の過程

3) 上部消化管の構造と機能

1☐☐ **食道**は、咽頭と胃をつなぐ長さ約❶＿＿＿＿＿cmの筋性の管である。❷＿＿＿＿＿を欠き、疎性結合組織からなる外膜で覆われている。

2☐☐ 食道は❸＿＿＿＿＿運動により食塊を胃へと送る。

3☐☐ 食道には❹＿＿＿＿＿、**気管分岐部、横隔膜貫通部**の３か所の**生理的狭窄部**がある。これらの部位には、食物の**通過障害**やがんが起こりやすい。

4☐☐ 食道と胃の境界を❺＿＿＿＿＿、胃と十二指腸との境界を❻＿＿＿＿＿という。

5☐☐ 胃の噴門の左上方の膨らんだ部分を❼＿＿＿＿＿、噴門から胃角までを❽＿＿＿＿＿、胃角から幽門までを**前庭**という（図4）。

6☐☐ **胃液**を分泌する**胃底腺**には、❾＿＿＿＿＿、壁細胞、副細胞がある。

7☐☐ **主細胞**は❿＿＿＿＿を分泌する。これは塩酸によって⓫＿＿＿＿＿となる。壁細胞は⓬＿＿＿＿＿を分泌する。**副細胞**は⓭＿＿＿＿＿を分泌しており、これには胃の内面を保護するはたらきがある。

8☐☐ 幽門部の壁にある⓮＿＿＿＿＿から分泌される⓯＿＿＿＿＿は、胃液の分泌を促進する。

かおりん
point **内因子**

壁細胞は、腸管でのビタミンB₁₂ の吸収に必要な内因子も分泌します。内因子が欠乏するとビタミンB₁₂を吸収できず、巨赤芽球性貧血を生じます。

Answer
3) 上部消化管の構造と機能
❶25 ❷漿膜 ❸蠕動
❹食道起始部 ❺噴門 ❻幽門
❼胃底 ❽胃体 ❾主細胞
❿ペプシノゲン ⓫ペプシン
⓬塩酸 ⓭粘液 ⓮G細胞
⓯ガストリン

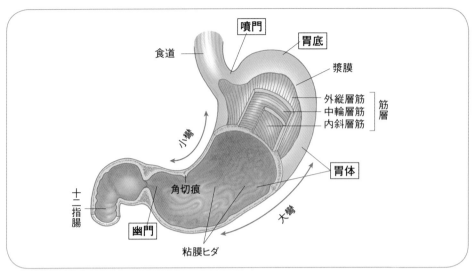

図4　胃の構造

9□□　十二指腸は小腸の一部で、十二指腸下行部には膵管と総胆管が開口する**大十二指腸乳頭**〔⓰ _____（オッディ括約筋が取り囲む)〕があり、**膵液**と**胆汁**が放出される。

10□□　食物が十二指腸に入ると、十二指腸粘膜から血中へ⓱ _____、⓲ _____などが分泌される。

11□□　**セクレチン**は消化管ホルモンで、膵臓に作用して水分とHCO_3^-に富む⓳ _____の分泌を促進し、胃酸を中和させる。

12□□　**コレシストキニン**は消化管ホルモンで、膵臓に作用して⓴ _____に富む膵液の分泌を促進する。また、胆嚢を収縮させ胆汁の排出を促進する。

4）下部消化管の構造と機能

学習日　1回目 _____　2回目 _____

1□□　小腸粘膜内には❶ _____がある。ヒダの表面は❷ _____や❸ _____となっていて内壁の表面積を大きくしている（図5）。小腸絨毛では、**杯細胞**から粘液の成分であるムチンを、**パネート細胞**から酵素を分泌している。回腸には、リンパ小節の集合であるパイエル板が多くあり、細菌などの侵入を防いでいる。

2□□　空腸と回腸に入った食物は、❹ _____、**分節運動**、**振子運動**によって混ぜ合わされながら大腸へ送り出される。

3□□　大腸は、順に、盲腸、上行結腸、横行結腸、❺ _____結腸、❻ _____結腸、❼ _____からなる。

4□□　結腸では、小腸から送られた食物の❽ _____を吸収し、**便**を形成する。

5□□　直腸の下には**肛門**があり、❾ _____と❿ _____が囲んでいる。

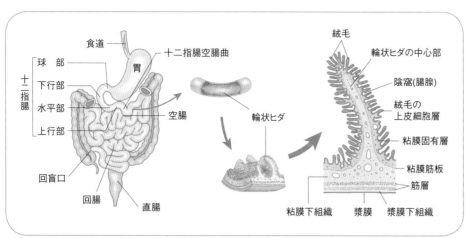

図5 小腸の構造

5) 排便のしくみ

学習日 1回目 ___ ：2回目 ___

1 □□ ①胃に食物が入ると、大腸に総蠕動が起こり、結腸内の糞便が❶ _____ に送られる。

2 □□ ②❷ _____ が伸展し、便意を感じる。

3 □□ ③排便反射によって**内肛門括約筋**と❸ _____ が❹ _____ し、便が排出される。排便しないときは、随意的に外肛門括約筋を❺ _____ させ、排便を抑制する。

> study! **肛門括約筋の神経支配**
> 内肛門括約筋は、自律神経の副交感神経である骨盤内臓神経の支配を受ける。外肛門括約筋は、体性神経である陰部神経の支配を受ける。

6) 肝臓・胆嚢・膵臓の構造と機能（図6）

学習日 1回目 ___ ：2回目 ___

1 □□ **肝臓**は、❶ _____ のすぐ下、腹腔内の右上部に位置する。**肝鎌状間膜**により**右葉**と**左葉**に分かれる。下面中央には❷ _____ があり、固有肝動脈、❸ _____ 、胆管が出入りする。

2 □□ **肝臓の機能**として、①グルコースを❹ _____ として貯蔵する、②血漿たんぱく質である❺ _____ を合成する、③**血液凝固因子**である**フィブリノゲン、プロトロンビン**を生成する、④尿素回路があり❻ _____ を尿素にする、⑤❼ _____ を生成する、などがある。

3 □□ 脂肪の乳化に作用する胆汁は、**胆汁酸**と❽ _____ からつくられる。

4 □□ ❾ _____ ビリルビンは肝臓で**グルクロン酸抱合**を受けて❿ _____ ビリルビンになる。

5 □□ 胆管を流れる胆汁は⓫ _____ に蓄えられ、そこで約10倍に濃縮される。

Answer

5) 排便のしくみ
❶直腸 ❷直腸壁
❸外肛門括約筋 ❹弛緩
❺収縮

6) 肝臓・胆嚢・膵臓の構造と機能
❶横隔膜 ❷肝門 ❸門脈
❹グリコーゲン ❺アルブミン
❻アンモニア ❼胆汁
❽ビリルビン ❾間接 ❿直接
⓫胆嚢

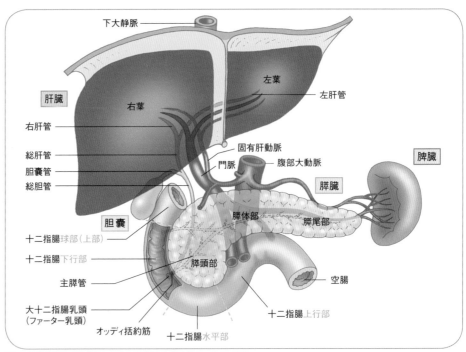

図6　肝臓・膵臓・十二指腸の構造

study!　**膵臓のランゲルハンス島**

内分泌細胞が島状に点在することから、ランゲルハンス島といわれる。
A（α）細胞がグルカゴン、B（β）細胞がインスリン、D（δ）細胞がソマトスタチンを分泌する。

6□□　膵臓は、頭部・体部・尾部に分けられる。❶②_____や**グルカゴン**、**ソマトスタチン**といったホルモンを分泌する内分泌機能と、❶③_____を分泌する外分泌機能をもつ。

7□□　膵液は重炭酸イオン（HCO_3^-）に富み、胃酸を中和するはたらきがある。膵液には、**消化酵素の❶④**_____、**❶⑤**_____、**トリプシン**、**キモトリプシン**が含まれる（表1）。

表1　消化液に含まれる栄養素の分解酵素

	糖質（炭水化物）	たんぱく質	脂質
唾液	アミラーゼ（プチアリン）	−	−
胃液	−	ペプシン	−
膵液	アミラーゼ	トリプシン キモトリプシン	リパーゼ

膵液には、三大栄養素すべての分解酵素が含まれている。

Answer
6）肝臓・胆嚢・膵臓の構造と機能
解答順不同→❶④❶⑤
❶②インスリン　❶③膵液
❶④アミラーゼ　❶⑤リパーゼ

Ⅱ 疾 患 ド リ ル

食道がん

1）病態・症状

1 □□　食道がんのほとんどは❶＿＿＿＿＿＿＿＿＿であり、好発部位は❷＿＿＿＿＿＿＿＿＿である。

2 □□　❸＿＿＿＿＿＿歳以上の男性に多く、**危険因子として、❹**＿＿＿＿＿＿**やアルコール**、熱いものの飲食などがあげられている。バレット食道や食道アカラシアが誘因となることもある。

3 □□　食道は❺＿＿＿＿＿＿に覆われていないため、食道がんは周囲臓器に浸潤しやすい。

4 □□　壁深達度の分類では、**粘膜下層**までにとどまるものを❻＿＿＿＿＿＿食道がん、**固有筋層**より深くまで達しているものを❼＿＿＿＿＿＿食道がんに分類する。表在型のうち、粘膜内にとどまるものを**早期食道がん**とする。

5 □□　初期には**無症状**のことが多いが、進行してくると❽＿＿＿＿＿＿（嚥下困難、つかえ感）、**体重減少**などの自覚症状が出現する。

6 □□　がんが**反回神経**に浸潤すると❾＿＿＿＿＿＿、気管や肺に浸潤すると❿＿＿＿＿＿、胸痛、血痰、肺炎などの症状が出現する。

2）検査・治療

1 □□　診断のため、❶＿＿＿＿＿＿＿＿＿、**内視鏡検査**などが行われる。内視鏡検査では、❷＿＿＿＿＿＿（ルゴール）による染色が行われる。

2 □□　早期がんでは、内視鏡的粘膜切除術（EMR）や❸＿＿＿＿＿＿（ESD）が行われる。

3 □□　早期がん以外は一般に外科治療の適応で、食道切除、リンパ節郭清、食道の❹＿＿＿＿＿＿が行われる。進行度により化学療法や放射線療法を組み合わせる。

4 □□　食道の**再建経路**としては、❺＿＿＿＿＿＿（前胸部の皮下で胸骨の前のルート）、❻＿＿＿＿＿＿（胸骨の後ろで心臓の前のルート）、❼＿＿＿＿＿＿（食道と同じルート）の3つがある。

5 □□　食道再建の臓器には、❽＿＿＿＿＿＿、結腸、空腸などが用いられる。

6 □□　術後合併症として、❾＿＿＿＿＿＿、肺炎や無気肺などの**呼吸器合併症、嗄声**や**むせ**などの❿＿＿＿＿＿を起こすおそれがある。

---

study! **バレット食道**

食道の扁平上皮が円柱上皮に置き換わったもの。

study! **食道アカラシア**

下部食道括約筋の弛緩不全により通過障害をきたす機能性疾患。

かおりん point **ヨード染色による内視鏡検査**

正常部はルゴールに染まります（暗褐色）が、がん部分は染まらない不染帯となりますので、腫瘍の有無や部位を判定できます。

Answer

1）病態・症状

❶扁平上皮がん　❷胸部中部食道
❸50　❹喫煙　❺漿膜
❻表在型　❼進行型
❽通過障害　❾嗄声　❿咳嗽

2）検査・治療

❶X線食道造影検査　❷ヨード
❸内視鏡的粘膜下層剥離術
❹再建　❺胸壁前　❻胸骨後
❼後縦隔　❽胃　❾縫合不全
❿反回神経麻痺

消

Ⅱ 疾患ドリル

胃がん

1）病態

学習日　1回目　　　2回目

1 □□　胃がんは、胃の❶＿＿＿＿＿＿＿＿から発生する悪性腫瘍で、男女では❷＿＿＿＿＿に多く、好発年齢は50〜60歳代である。

2 □□　**発生要因**として、❸＿＿＿＿＿＿、ストレス、塩分の過剰摂取による胃粘膜細胞の傷害、❹＿＿＿＿＿＿＿＿＿＿菌の感染などがあげられる。

3 □□　組織型としては、❺＿＿＿＿＿＿が最も多い。

4 □□　一般に、がんの浸潤が**粘膜下層**までにとどまるものを❻＿＿＿＿＿＿＿＿、**固有筋層以下**まで浸潤したものを❼＿＿＿＿＿＿という。

5 □□　**左鎖骨上窩リンパ節**へのリンパ行性転移を❽＿＿＿＿＿＿＿＿＿という。

6 □□　**ダグラス窩**にがんが腫瘤を形成した状態を❾＿＿＿＿＿＿＿＿という。

7 □□　**卵巣**への転移を❿＿＿＿＿＿＿＿という。

2）症状

学習日　1回目　　　2回目

1 □□　初期は無症状であるが、進行してくると、❶＿＿＿＿＿＿＿や上腹部のもたれ、曖気、悪心・嘔吐、食欲不振、倦怠感などがみられるようになる。さらに進行すると、体重減少、易疲労感、貧血などの症状が出現する。

2 □□　腫瘍から出血した場合は、**吐血**や❷＿＿＿＿＿＿を認める。

3）検査

学習日　1回目　　　2回目

1 □□　胃がんの検査では、主に❶＿＿＿＿＿＿、造影Ｘ線検査が行われる。

2 □□　**造影Ｘ線検査**では❷＿＿＿＿＿＿を服用する。検査後はバリウムが固まって❸＿＿＿＿＿＿を起こしやすいので**緩下剤**が処方される。

3 □□　**上部消化管内視鏡検査**では、検査前日の❹＿＿＿＿＿以降は**禁飲食**とする。

4 □□　経口での上部消化管内視鏡検査では、❺＿＿＿＿＿＿が行われることから、❻＿＿＿＿＿＿の予防のため、**検査後約1〜2時間**は禁飲食とする。

5 □□　確定診断には、内視鏡による❼＿＿＿＿＿が実施される。

6 □□　進行度は、がんの❽＿＿＿＿＿＿（T）、❾＿＿＿＿＿＿＿の程度（N）、❿＿＿＿＿＿の有無（M）で決定する。

4) 治 療

1 □□　早期胃がんでは、鋼線のスネアをかけて高周波によって病変粘膜を切除する❶ _____
(EMR) と、病変を電気メスによって切り剥す**内視鏡的粘膜下層剝離術**（ESD）が代表的な治療法である。

2 □□　進行胃がんでは、外科的治療が行われる。❷ _____ と、噴門側胃切除術、
幽門側胃切除術がある。

3 □□　幽門側胃切除後の再建法として、**ビルロートⅠ法**（残胃と❸ _____ を吻
合）、**ビルロートⅡ法**（残胃と❹ _____ を吻合）、❺ _____ 法（空
腸をいったん切り離して肛門側の空腸を残胃と吻合し、口側空腸端を空腸の側壁に
吻合）などがある（図1）。

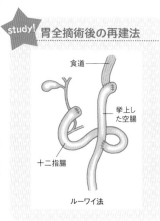

study! **胃全摘術後の再建法**

食道
挙上した空腸
十二指腸
ルーワイ法

消

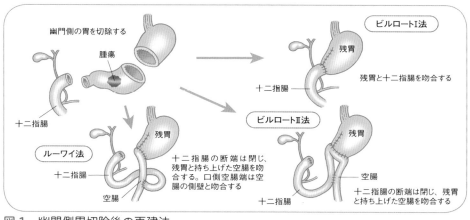

幽門側の胃を切除する
腫瘍
十二指腸

ビルロートⅠ法
残胃
残胃と十二指腸を吻合する
十二指腸

ルーワイ法
残胃
十二指腸
空腸
十二指腸の断端は閉じ、残胃と持ち上げた空腸を吻合する。口側空腸端は空腸の側壁と吻合する

ビルロートⅡ法
残胃
空腸
十二指腸
十二指腸の断端は閉じ、残胃と持ち上げた空腸を吻合する

図1　幽門側胃切除後の再建法

5) 胃切除後合併症

1 □□　胃切除術後の合併症として、❶ _____（術後24時間以内）、**縫合不全**（術後3
〜7日）、吻合部通過障害（食事開始）、❷ _____（術後3〜7日）、❸
_____（早期・後期）、逆流性食道炎、輸入脚症候群、小胃症候群、
鉄欠乏性貧血、巨赤芽球性貧血（悪性貧血）などがあげられる。

2 □□　**貧血**は、❹ _____ や❺ _____ の**吸収障害**により生じる。

3 □□　**早期ダンピング症候群**は食後❻ _____ 分ほどで起こり、❼ _____ 、動悸、
めまい、顔面紅潮などが起こる。食物が急激に腸内に流れ込み、浸透圧により体液
が腸管に移動して❽ _____ が減少することで起こる。

4 □□　**後期ダンピング症候群**は食後❾ _____ 時間で起こり、冷汗、動悸、脱力、
震えなどの❿ _____ が起こる。食物が急に小腸に流れ込んで高血糖と
なり、インスリン分泌が亢進する結果、低血糖をきたす。

study! **貧 血**

鉄の欠乏により、術後数か月〜1年で**鉄欠乏性貧血**が生じてくる。ビタミンB₁₂の欠乏により、術後数年を経て**巨赤芽球性貧血**が生じてくる。

Answer
4) 治 療
❶内視鏡的粘膜切除術
❷胃全摘　❸十二指腸
❹空腸　❺ルーワイ

5) 胃切除後合併症
解答順不同→❹❺
❶出血　❷腸閉塞
❸ダンピング症候群　❹鉄
❺ビタミンB₁₂　❻30　❼発汗
❽循環血漿量　❾2〜3
❿低血糖症状

Ⅱ 疾患ドリル

大腸がん

1）病態

学習日　1回目　　2回目

1 □□　大腸がんは大腸の❶＿＿＿＿＿＿＿＿から発生する悪性腫瘍で、大きく❷＿＿＿＿＿＿
　　　　＿＿＿がんと❸＿＿＿＿＿＿＿＿がんがある。組織型は多くが**腺がん**である。

2 □□　好発部位は、❹＿＿＿＿＿＿＿＿と❺＿＿＿＿＿＿＿＿である。

3 □□　壁深達度により、浸潤が❻＿＿＿＿＿＿＿＿までに限局している**早期大腸がん**と、
　　　　❼＿＿＿＿＿＿＿＿より深く浸潤している**進行大腸がん**に分類される。

study! 肉眼的形態
肉眼的形態は0〜5型の6つ
に分類される。0型は表在型
で早期がんにあたる。1〜5
型は進行がん。

2）症状

学習日　1回目　　2回目

1 □□　**右側結腸がん**では症状が出にくいが、**左側結腸がん**では比較的早くから便の**通過障
　　　　害**が起こりやすく、❶＿＿＿＿＿＿＿＿、腹痛、血便などが生じる。

2 □□　**直腸がん**は、❷＿＿＿＿＿＿＿＿で気づくことが多い。肛門に近く、便秘や便柱狭小化、
　　　　❸＿＿＿＿＿＿＿＿（排便がなくても、たびたび便意を感じる）が起こる。

3）検査

学習日　1回目　　2回目

1 □□　**スクリーニング検査**として❶＿＿＿＿＿＿＿＿が行われる。

2 □□　確定診断には、主に下部消化管❷＿＿＿＿＿＿＿＿と病理検査を行う。

3 □□　がんの進行度は、❸＿＿＿＿＿＿＿＿、超音波内視鏡検査、CT検査、MRI検査、
　　　　PET（陽電子放出断層撮影）検査、❹＿＿＿＿＿＿＿＿（CEA上昇）などで判定する。

4 □□　進行大腸がんの注腸X線造影検査では、壁不整とリンゴの芯のような狭窄がみられる
　　　　❺＿＿＿＿＿＿＿＿が認められる。

5 □□　❻＿＿＿＿＿＿＿＿では、肛門から指を挿入し、直腸内の腫瘍の有無を調べる。

6 □□　進行度は、壁深達度、リンパ行性転移、遠隔転移で判定される。また、国際的に広
　　　　く使われている進行度分類として、❼＿＿＿＿＿＿＿＿がある。

4）治療

学習日　1回目　　2回目

1 □□　早期がんに対する内視鏡的治療では、**内視鏡的ポリペクトミー**、❶＿＿＿＿＿＿＿＿
　　　　＿＿＿＿＿＿＿＿（EMR）、**内視鏡的粘膜下層剥離術**（ESD）が行われる。

Answer

1）病態
解答順不同→❷❸、❹❺
❶粘膜上皮　❷結腸　❸直腸
❹S状結腸　❺直腸　❻粘膜下層
❼固有筋層

2）症状
❶便秘　❷血便　❸テネスムス

3）検査
❶便潜血検査　❷内視鏡検査
❸注腸X線造影検査
❹腫瘍マーカー
❺アップルコアサイン
❻直腸指診　❼デュークス分類

4）治療
❶内視鏡的粘膜切除術

2□□　進行がんに対しては、開腹または❷＿＿＿＿＿＿＿＿での手術が行われる。

3□□　結腸がんの術式には、❸＿＿＿＿＿＿＿＿（右半切除、横行結腸切除、左半切除、S状結腸切除など）などがある（図1）。

4□□　直腸がんの手術では、肛門の温存が可能な場合は❹＿＿＿＿＿＿＿（高位、低位）、不可能な場合は❺＿＿＿＿＿＿＿（**マイルズ手術**）が行われる（図2）。

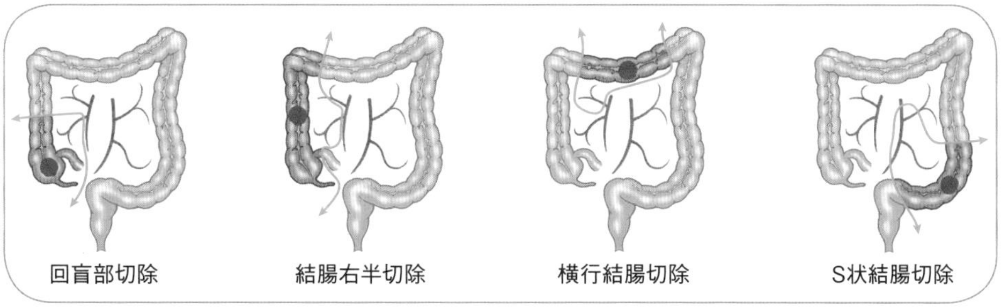

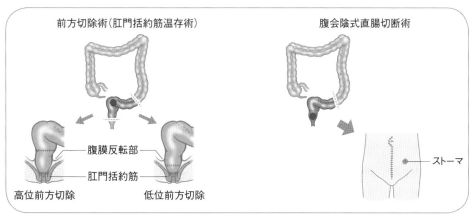

回盲部切除　　　　結腸右半切除　　　　横行結腸切除　　　　S状結腸切除

図1　結腸がんの手術療法

前方切除術(肛門括約筋温存術)　　　　　　腹会陰式直腸切断術

腹膜反転部
肛門括約筋
高位前方切除　　　　低位前方切除
ストーマ

図2　直腸がんの手術療法

5□□　直腸がんの手術において、骨盤内の自律神経を切除した場合、術後に❻＿＿＿＿や性機能障害が起こるおそれがある。

6□□　**腹会陰式直腸切断術**では、肛門括約筋の切除を伴うため、❼＿＿＿＿＿＿＿＿の造設が必要である。

7□□　**ストーマ造設**の位置基準には米国・クリーブランドクリニックの基準がある。その基準では、①臍より❽＿＿＿＿位置、②腹部脂肪層の頂点、③❾＿＿＿＿＿を貫く位置、④皮膚のしわ・くぼみ・瘢痕・❿＿＿＿＿＿＿の近くを避けた位置、⑤患者本人が⓫＿＿＿＿＿＿しやすい位置、とされている。

8□□　ストーマには、単孔式と双孔式がある。造設部位の種類としては、⓬＿＿＿＿**ストーマ**と⓭＿＿＿＿**ストーマ**がある。

9□□　人工肛門の**早期合併症**には、⓮＿＿＿＿＿＿＿（腸管の血流障害が原因）、浮腫、ストーマ出血、ストーマ創感染、ストーマ粘膜皮膚離開などがある。**晩期合併症**では、⓯＿＿＿＿＿＿、脱出、傍ストーマヘルニア、陥凹などがある。

かおりん
point　**腹会陰式直腸切断術**

腹会陰式直腸切断術では直腸が切断されるため、ストーマはS状結腸を使用します。便の性状は硬便からやや軟便になります。

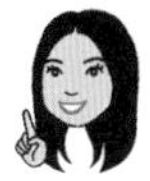

Answer
4) 治療
解答順不同→⓬⓭
❷腹腔鏡下　❸結腸切除術
❹前方切除術
❺腹会陰式直腸切断術
❻排尿障害　❼人工肛門（ストーマ）
❽低い　❾腹直筋　❿上前腸骨棘
⓫セルフケア　⓬回腸　⓭結腸
⓮ストーマ壊死　⓯ストーマ狭窄

消

study! **腸閉塞とイレウス**

従来は「腸閉塞＝イレウス」と考えられ区別されなかったが、「急性腹症診療ガイドライン2015」において、「イレウス」は機能的イレウスのみを言い、機械的な閉塞はイレウスとは呼ばず「腸閉塞」と呼ぶことが提案された。

study! **機能的イレウス**

麻痺性イレウス：腸管の正常な蠕動が停止して起こる。
痙攣性イレウス：腸管の持続的痙攣により起こる。

study! **ニボー像**

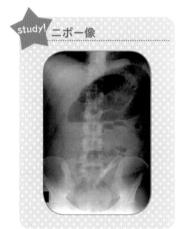

Ⅱ 疾患ドリル

腸閉塞（イレウス）

1）病態・症状

学習日 1回目　2回目

1 □□　腸閉塞とは、何らかの原因で腸管の❶＿＿＿＿＿＿＿＿をきたした状態である。

2 □□　腸管に器質的疾患のある❷＿＿＿＿＿＿腸閉塞と、器質的疾患のない❸＿＿＿＿＿＿＿＿＿イレウスに分けられる（図1）。

3 □□　**機械的腸閉塞**には、血行障害を伴わない❹＿＿＿＿＿＿（閉塞性）腸閉塞と、血行障害を伴う❺＿＿＿＿＿＿（絞扼性）腸閉塞がある。

4 □□　**単純性腸閉塞**の原因としては、術後の❻＿＿＿＿が最も多く、そのほか❼＿＿＿＿、腸管壁外からの圧排、異物などがある。

5 □□　単純性腸閉塞では、腹部膨隆や腹痛、悪心・嘔吐、❽＿＿＿＿＿＿＿＿の停止がみられる。聴診では、❾＿＿＿＿＿＿が聴取される。

6 □□　❿＿＿＿＿＿**腸閉塞**は、⓫＿＿＿＿＿＿がねじれて閉塞と**血行障害**を伴うものをいう。急激に発症し、嘔吐と持続性の激しい腹痛がみられる。重篤化すると、血圧低下や⓬＿＿＿＿＿＿を呈する。原因に、⓭＿＿＿＿＿＿、腸軸捻転、ヘルニア嵌頓などがある。

7 □□　**機能的イレウス**には⓮＿＿＿＿＿イレウスと⓯＿＿＿＿＿＿イレウスがある。

●機械的腸閉塞 -------- 単純性（閉塞性）腸閉塞
　　　　　　　　　 -------- 複雑性（絞扼性）腸閉塞
●機能的イレウス -------- 麻痺性イレウス
　　　　　　　　 -------- 痙攣性イレウス

図1　腸閉塞・イレウスの分類

2）検査・治療

学習日 1回目　2回目

1 □□　**腹部単純X線検査**で、腸管の拡張や、貯留したガスや液体による❶＿＿＿＿＿＿がみられる。また、小腸の閉塞ではケルクリングひだ、大腸の閉塞では❷＿＿＿＿＿＿＿（結腸膨起）がみられる。

2 □□　単純性腸閉塞では、保存的治療が中心となる。❸＿＿＿＿＿＿により腸管内容の吸引と減圧を行う。管は一般に❹＿＿＿＿＿的に挿入する。

3 □□　複雑性腸閉塞は、❺＿＿＿＿＿＿の適応となる。絞扼を解除し、壊死腸管を切除する。

Answer
1）病態・症状
解答順不同→⓮⓯
❶通過障害　❷機械的　❸機能的
❹単純性　❺複雑性　❻癒着
❼腫瘍　❽排ガス・排便
❾機械性雑音　❿複雑性
⓫腸管　⓬ショック　⓭腸重積
⓮麻痺性　⓯痙攣性

2）検査・治療
❶ニボー像　❷ハウストラ
❸イレウス管　❹経鼻　❺緊急手術

Ⅱ 疾患ドリル

潰瘍性大腸炎

1□□　潰瘍性大腸炎は、❶＿＿＿＿＿＿＿の**粘膜**に**びらん**や❷＿＿＿＿＿＿＿を生じる原因不明のびまん性炎症性疾患である。❸＿＿＿＿＿＿＿に好発するが、小児や中高年にも認める。

2□□　病変は**直腸**や**S状結腸**から始まり、**上行性**かつ❹＿＿＿＿＿＿＿性に広がる。再燃と寛解を繰り返す。病変部位により、直腸炎型、左側大腸炎型、全大腸炎型に分けられる。

3□□　長期に広範に生じた場合は❺＿＿＿＿＿＿＿になるリスクが高まる。発症後10年以上を経過した全大腸炎型や左側大腸炎型で特にリスクが高まるとされる。

4□□　持続または反復する❻＿＿＿＿＿便、❼＿＿＿＿＿＿＿を主症状とする。ほか、腹痛、発熱、体重減少などもみられる。

5□□　内視鏡検査、注腸造影検査では、**連続性**の病変や偽ポリポーシス、❽＿＿＿＿＿＿＿の消失（**鉛管像**）がみられる。

6□□　治療は主に❾＿＿＿＿＿＿＿が行われ、5-ASA製剤や副腎皮質ステロイド薬、免疫抑制薬、抗TNF-α抗体製剤が用いられる。また、体外循環療法である**血球成分吸着除去療法（CAP）**や、重症例では外科的治療も行われる。食事療法では、❿＿＿＿＿＿＿食とする。

Answer
潰瘍性大腸炎
❶大腸　❷潰瘍　❸若年者
❹連続　❺大腸がん　❻粘血
❼下痢　❽ハウストラ
❾薬物療法　❿低残渣

クローン病

1□□　クローン病は、❶＿＿＿＿＿＿＿に生じる、原因不明の慢性非特異性の肉芽腫性炎症性疾患である。若年者に好発する。

2□□　好発部位は❷＿＿＿＿＿＿＿であるが、口腔から肛門まで**すべての消化管**に生じうる。また、病変は非連続性に形成される。

3□□　症状は、❸＿＿＿＿＿＿＿、腹痛、発熱、体重減少、低たんぱく血症などをきたす。血便、粘血便はないことが多い。肛門部に痔瘻を生じることが多い。

4□□　内視鏡、注腸造影検査にて、❹＿＿＿＿＿＿＿や敷石像、裂溝、瘻孔形成などが認められる。

5□□　治療は主に**薬物療法**と**栄養療法**が行われる。薬物療法では、潰瘍性大腸炎と同様に、5-ASA製剤や副腎皮質ステロイド薬、免疫抑制薬、抗TNF-α抗体製剤が用いられる。栄養療法では、主に❺＿＿＿＿＿＿＿剤を用いた経腸栄養法が行われる。

Answer
クローン病
❶全消化管　❷回盲部　❸下痢
❹縦走潰瘍　❺成分栄養

Ⅱ 疾患ドリル

肝 炎

1) 病態・症状

学習日　1回目　　　2回目

1 ☐☐ 肝炎は肝臓全体に**炎症**が生じた状態で、原因には、❶ ＿＿＿＿＿＿＿＿＿、**薬剤**、❷ ＿＿＿＿＿＿＿＿＿、**自己免疫**などがある。ウイルス性が最も多い。

2 ☐☐ 主な**肝炎ウイルス**には、❸ ＿＿＿＿型、❹ ＿＿＿＿型、❺ ＿＿＿＿型、❻ ＿＿＿＿型、❼ ＿＿＿＿型の5つがある（表1）。

3 ☐☐ ❽ ＿＿＿＿**型肝炎ウイルス**は、生ガキなどから❾ ＿＿＿＿で感染する。

4 ☐☐ **B型肝炎ウイルス**は、❿ ＿＿＿＿・体液を介して感染し、劇症化することがある。

5 ☐☐ **C型肝炎ウイルス**は、⓫ ＿＿＿＿を介して感染する。ウイルス性肝炎のなかで最も⓬ ＿＿＿＿しやすい。

6 ☐☐ **慢性肝炎**は、肝臓の炎症が⓭ ＿＿＿＿か月以上続くもので、⓮ ＿＿＿＿型肝炎ウイルスによるものが最も多い。自覚症状に乏しいが、全身倦怠感、食欲不振などがみられる。⓯ ＿＿＿＿や**肝細胞がん**に移行しやすい。

表1　肝炎ウイルス

	A型肝炎	B型肝炎	C型肝炎	D型肝炎	E型肝炎
ウイルス（核酸）	HAV（RNA）	HBV（DNA）	HCV（RNA）	HDV（RNA）	HEV（RNA）
主感染経路	経口	血液、性交、母子	血液	血液	経口
潜伏期	2～6週	1～6か月	1～3か月	1～6か月	2～9週
急性肝炎	◎	○	○	○	◎
慢性肝炎	×	○	◎	○	×
予防ワクチン	あり	あり	なし	なし	なし

2) 検査・治療

学習日　1回目　　　2回目

1 ☐☐ A型肝炎では、感染初期に❶ ＿＿＿＿が出現する。

2 ☐☐ B型肝炎では、発症早期に❷ ＿＿＿＿が検出される。

3 ☐☐ 血液検査では、血清トランスアミナーゼの❸ ＿＿＿＿（GOT）、ALT（GPT）が上昇する。

4 ☐☐ B型、C型の慢性肝炎の治療では、**抗ウイルス作用**のある❹ ＿＿＿＿が用いられる。特徴的な副作用として、うつ病、間質性肺炎などがある。C型の慢性肝炎では近年、直接作用型抗ウイルス薬（DAA）も用いられる。

---

study!　針刺し事故

針刺し事故によるHBV、HCVなどへの感染を防ぐため、注射後のリキャップをしてはいけない。

study!　劇症肝炎

肝炎発症後8週間以内に肝性昏睡度Ⅱ度以上の肝性脳症とプロトロンビン時間40％以下を呈すものをいう。B型肝炎ウイルスによるものが最も多い。

study!　血清トランスアミナーゼ

肝細胞の破壊などにより逸脱し、血中の値が増加する。
AST（GOT）：アスパラギン酸アミノトランスフェラーゼ
ALT（GPT）：アラニンアミノトランスフェラーゼ

Answer
1) 病態・症状
解答順不同→❶❷、❸～❼
❶ウイルス　❷アルコール　❸A
❹B　❺C　❻D　❼E　❽A
❾経口　❿血液　⓫血液
⓬慢性化　⓭6　⓮C　⓯肝硬変

2) 検査・治療
❶IgM-HA抗体　❷HBs抗原
❸AST　❹インターフェロン製剤

Ⅱ 疾患ドリル

肝硬変

1）病態・症状

1□□ 肝硬変は、肝臓全体に高度の線維化を伴う❶ や再生結節の形成をみる状態で、あらゆる慢性肝機能障害の**終末像**である。

2□□ わが国では、❷ による肝硬変が最も多い。❸ 型肝炎ウイルスによるもの、次いで、❹ 型によるものが多い。

3□□ 肝硬変の病期は、肝臓の**予備能**が保たれた❺ と、予備能が破綻し症状が現れてくる❻ に分けられる。

4□□ 症状には、**黄疸**、❼ 、**くも状血管腫**、**手掌紅斑**、**出血傾向**、**食道・胃静脈瘤**、❽ （**メドゥーサの頭**）、**腹水**、**浮腫**などがある。

5□□ **肝性脳症**は、代謝・解毒能低下による血中❾ の増加が原因で、意識障害、異常行動、❿ 、肝性□臭などがみられる。

6□□ 肝性脳症の**重症度**はⅠ〜⓫ 度に分類され、Ⅳ度は昏睡、Ⅴ度は深昏睡である。**羽ばたき振戦**は⓬ 度と⓭ 度においてみられる。

7□□ 肝硬変では、⓮ を併発しやすい。

2）検査・治療

1□□ 肝硬変の検査所見では、❶ 値が❷ 値よりも大きい異常値、❸ の減少（10万/μL以下）、γ−グロブリン高値、❹ 高値、プロトロンビン時間延長などがみられる。

2□□ **重症度**の分類として、❺ 分類が用いられる。

3□□ ウイルスによる肝硬変の治療では、原因ウイルスの除去などを目的として、❻ などを行う。

4□□ 肝機能低下を抑制するため、グリチルリチン製剤・ウルソデオキシコール酸を用いた❼ を行う。

5□□ **肝性脳症**では、腸内のアンモニア産生を抑えるため、❽ 制限、❾ の予防、**ラクツロース投与**、**分岐鎖アミノ酸製剤**の投与などを行う。

6□□ 食道静脈瘤には❿ や**内視鏡的静脈瘤結紮術**を行う。静脈瘤の出血時はセングスターケン・ブレイクモアチューブの挿入・圧迫止血を行う。

Answer

1）病態・症状
解答順不同→⓬⓭
❶偽小葉　❷ウイルス性肝炎　❸C
❹B　❺代償期　❻非代償期
❼肝性脳症　❽腹壁静脈怒張
❾アンモニア　❿羽ばたき振戦
⓫Ⅴ　⓬Ⅱ　⓭Ⅲ　⓮肝細胞がん

2）検査・治療
❶AST　❷ALT　❸血小板
❹アンモニア　❺チャイルド・ピュー
❻インターフェロン療法
❼肝庇護療法　❽たんぱく質
❾便秘
❿内視鏡的静脈瘤硬化療法

Ⅱ 疾患ドリル

胆道疾患

1□□ **胆石症**は、胆道系に形成された❶___が胆道内に停滞する疾患で、部位により**胆嚢結石**、**総胆管結石**、肝内（胆管）結石に分けられる。

2□□ 無症状のことが多いが、食後や夜間に❷___、**心窩部痛**、右肩・背部への❸___**痛**などを生じる胆石発作をきたす。

3□□ 診断には❹___が行われるが、描出が不十分な場合は、CT検査や**核磁気共鳴胆管膵管撮影**（MRCP）、**内視鏡的逆行性胆管膵管造影**（ERCP）が行われる。

4□□ 手術療法としては、胆嚢結石では、❺___（LAP-C）、総胆管結石では、**内視鏡的乳頭切開術**（EST）、**内視鏡的乳頭バルーン拡張術**（EPBD）が行われる。

5□□ LAP-C術後の合併症に、切開部から胆汁が漏れる❻___があるため、注意が必要である。

6□□ **胆嚢がん**は、❼___および**胆嚢管**に発生するがんをいう。高齢の❽___に多い。多くの例で❾___を合併する。

7□□ **胆管がん**は、通常**肝外胆管**に生じるがんをいい、高齢の❿___に多い。

膵臓疾患

1□□ **急性膵炎**は、❶___が活性化し、膵組織の自己消化が起こる**炎症性疾患**である。

2□□ 原因は、男性では❷___、女性では❸___が多い。

3□□ 飲酒や過食後に、❹___、**心窩部痛**、**背部痛**などで発症することが多い。悪心・嘔吐、発熱などもみられる。重症例では、**ショック**や**多臓器不全**に至ることもある。

4□□ 急性膵炎では、血液検査で膵酵素として❺___、リパーゼなどが上昇する。治療は、重症度と成因に応じて保存療法や薬物療法を行う。

5□□ **膵がん**は膵臓に生じる上皮性の悪性腫瘍で、膵管上皮より発生する**膵管がん**が多い。膵頭部、膵体部、膵尾部のうち❻___に発生することが多い。

6□□ 膵がんは、初期には❼___で、症状出現時、発見時には進行がんであることが多いため、予後は不良である。

Ⅲ 復習○×問題

「解剖生理ドリル」と「疾患ドリル」で学習した内容が理解できているか、○×問題に答えて確認しましょう！　発展問題も含まれていますのでチャレンジしてみてください。

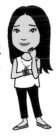

消

Q 次の問題に○または×で答えてください。

□□□	❶ 嚥下で、咽頭から食道に食塊が送られるのは食道相である。	○×
□□□	❷ 食道は漿膜に覆われている。	○×
□□□	❸ 胃の壁細胞から分泌される塩酸により、ペプシンがペプシノゲンになる。	○×
□□□	❹ セクレチンは十二指腸から分泌され、胃酸の分泌を抑制する。	○×
□□□	❺ 肝臓では、尿素が解毒されアンモニアに変換される。	○×
□□□	❻ アミラーゼは脂質の分解酵素である。	○×
□□□	❼ 胃がんの左鎖骨上窩リンパ節への転移を、ウィルヒョウ転移という。	○×
□□□	❽ 早期の胃がんは内視鏡的に病変を切除・除去するEMRやESDの適応である。	○×
□□□	❾ 胃全摘後の吸収障害による巨赤芽球性貧血は術後数週間で出現する。	○×
□□□	❿ 大腸がんでは、肛門に近い部位にあるほうが症状の出現が早い。	○×
□□□	⓫ ストーマサイト・マーキングは、仰臥位で行う。	○×
□□□	⓬ 食道がんは、胸部中部食道に好発する。	○×
□□□	⓭ 機能的イレウスでは機械性雑音が聴取できる。	○×
□□□	⓮ 潰瘍性大腸炎の病変は、飛び石状に現れる。	○×
□□□	⓯ クローン病は肉芽腫の形成を特徴とする。	○×
□□□	⓰ C型肝炎ウイルスは劇症化しやすい。	○×
□□□	⓱ 肝硬変ではプロトロンビン時間が延長する。	○×
□□□	⓲ 羽ばたき振戦は主に肝性脳症の重症度のⅡ度とⅢ度でみられる。	○×
□□□	⓳ 胆嚢結石ではビリルビンカルシウム結石が多い。	○×
□□□	⓴ 膵臓がんは進行してから発見されることが多いため、予後不良である。	○×

A

❶×設問の内容は咽頭相である ❷×食道には漿膜がない。そのため食道がんは周囲臓器に浸潤しやすい ❸×塩酸により、ペプシノゲンがペプシンになる ❹○胃酸分泌抑制、膵臓からの膵液分泌促進作用をもつ ❺×アンモニアが尿素に変換される ❻×アミラーゼは糖質を分解する。脂質はリパーゼが分解する ❼○ ❽○ ❾×ビタミンB₁₂が欠乏し、術後数年後に現れてくる ❿○直腸がんやS状結腸がんでは、肛門に近いことから血便や便柱狭小化などが比較的早期から生じてくる ⓫×自己管理しやすい位置とするため、立位で行う ⓬○ ⓭×機械性雑音（金属音）を生じるのは機械的腸閉塞である ⓮×潰瘍性大腸炎では病変は連続性に生じる ⓯○ ⓰×劇症化しやすいのはB型肝炎ウイルスである ⓱○肝機能低下により血液凝固因子の産生が低下し、プロトロンビン時間が延長する ⓲○ ⓳×胆嚢結石ではコレステロール結石が多い ⓴○

Ⅳ 力だめし国試問題

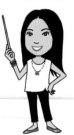

ここまでの知識を踏まえて国試問題にトライしてみましょう！　選択肢ひとつずつについて、正否の根拠・理由まで考えてみてください。

（1）胃癌についての組合せで正しいのはどれか。
gastric cancer

　　1．腎臓転移—Wilms(ウィルムス)腫瘍

　　2．肝臓転移—Schnitzler（シュニッツラー）転移

　　3．卵巣転移—Krukenberg（クルッケンベルグ）腫瘍

　　4．胃周囲リンパ節転移—Virchow（ウィルヒョウ）転移

（2）食道癌について正しいのはどれか。2つ選べ。
esophageal cancer

　　1．頸部食道に好発する。

　　2．放射線感受性は低い。

　　3．アルコール飲料は危険因子である。

　　4．日本では扁平上皮癌に比べて腺癌が多い。

　　5．ヨードを用いた内視鏡検査は早期診断に有用である。

（3）潰瘍性大腸炎の特徴で正しいのはどれか。2つ選べ。
ulcerative colitis

　　1．遺伝性である。

　　2．直腸に好発する。

　　3．縦走潰瘍が特徴である。

　　4．大腸癌の危険因子である。
　　　colorectal cancer

　　5．大量の水様性下痢が特徴である。

（4）肝硬変でみられる検査所見はどれか。2つ選べ。
cirrhosis

　　1．血小板増多

　　2．尿酸値上昇

　　3．血清アルブミン値低下

　　4．血中アンモニア値上昇

　　5．プロトロンビン時間短縮

（1）解答　3

×1：ウィルムス腫瘍は小児の腎臓で発生する悪性腫瘍である。

×2：シュニッツラー転移は胃がんのダグラス窩もしくは直腸膀胱窩への転移である。

○3：クルッケンベルグ腫瘍は、胃がんの卵巣転移である。

×4：ウィルヒョウ転移は胃がんの左鎖骨上窩リンパ節への転移である。

（2）解答　3、5

×1：好発部位は胸部中部食道である。

×2、4：食道がんは日本では扁平上皮がんが多く、扁平上皮がんは放射線の感受性が高い。

○3：腎食道がんの危険因子は、アルコール、喫煙、熱いものの飲食、加齢などである。

○5：ヨードによる内視鏡検査が早期診断に有用である。

（3）解答　2、4

×1：発病には遺伝的要因も関与していると考えられているが、遺伝性疾患ではない。

○2：病変は直腸から始まり連続して上行するが、大腸内に限局している。

×3：縦走潰瘍はクローン病に特徴的な所見である。

○4：病変が大腸全体に及んだり、長期になるなどすると大腸がんの発生率が高くなるとされる。

×5：潰瘍性大腸炎の便は、持続性または反復性の粘血便・血便である。

（4）解答　3、4

×1：門脈圧亢進により脾臓の機能が亢進するため、血球成分の破壊が亢進し、血小板は減少する。

×2：尿酸の合成機能は低下する。

○3：アルブミンは肝機能低下とともに減少し、腹水貯留の原因となる。

○4：アンモニアは肝臓で解毒されるため、肝硬変では血中に増加し、肝性脳症を招く。

×5：プロトロンビンの産生は低下するため、プロトロンビン時間は延長する。

第6章
内分泌・代謝

かおりん
advice

この章では
つぎのポイントについて
理解を深めていきましょう！

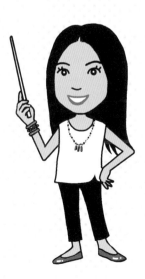

☑ ホルモンの作用する臓器とはたらきは？

☑ 三大栄養素はどのように代謝される？

☑ 1型糖尿病と2型糖尿病の特徴は？

☑ メタボリックシンドロームの診断基準は？

☑ 各ホルモンの分泌亢進・分泌低下で生じる
　疾患と治療法は？

I 解剖生理ドリル

1）内分泌器官とホルモン（図1）

学習日　1回目　　2回目

1□□　**内分泌細胞**から分泌された❶＿＿＿＿＿＿は、標的細胞の受容体にはたらきかける（表1）。ホルモンを分泌する器官を**内分泌器官**という。視床下部や下垂体、甲状腺、副甲状腺、副腎などがあげられる。消化管、心臓、膵臓、腎臓などもホルモンを分泌する。

2□□　ホルモン受容体は、❷＿＿＿＿＿上、または核質・❸＿＿＿＿＿に存在する。

3□□　ホルモンの構造には大きく、❹＿＿＿＿＿ホルモン、❺＿＿＿＿＿ホルモン、アミン・アミノ酸誘導体ホルモンの3種類がある。

4□□　ホルモンの分泌は、❻＿＿＿＿＿機構によって調整される。下位の分泌物やその効果が上位の調節中枢に作用を及ぼし、抑制的にはたらくものを❼＿＿＿＿＿のフィードバック、促進的にはたらくものを❽＿＿＿＿＿のフィードバックという。

5□□　正のフィードバックは❾＿＿＿＿や、❿＿＿＿＿で生じる。

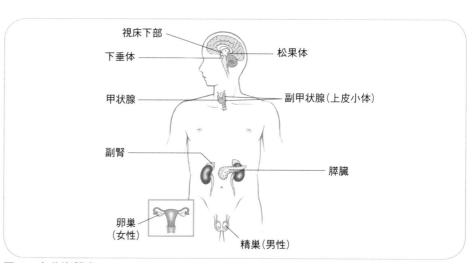

図1　内分泌器官

Answer
1）内分泌器官とホルモン
解答順不同→❹❺、❾❿
❶ホルモン　❷細胞膜　❸細胞質
❹ペプチド　❺ステロイド
❻フィードバック　❼負　❽正
❾排卵　❿分娩

2）代謝のしくみ
❶代謝　❷異化　❸同化

2）代謝のしくみ

学習日　1回目　　2回目

1□□　摂取した物質を分解して必要な物質を産生する化学反応を❶＿＿＿＿＿という。**エネルギー代謝**と**物質代謝**がある。

2□□　有機物質を分解してエネルギーを得る過程を❷＿＿＿＿＿という。

3□□　エネルギーを使って有機物質を合成する過程を❸＿＿＿＿＿という。

表1 主なホルモンの分泌器官と生理作用

分泌器官			ホルモンの種類		生理作用
視床下部			甲状腺刺激ホルモン放出ホルモン（TRH）		甲状腺刺激ホルモンの分泌刺激
			副腎皮質刺激ホルモン放出ホルモン（CRH）		副腎皮質刺激ホルモンとβ脂肪親和性ホルモンの分泌刺激
			成長ホルモン放出ホルモン（GH-RH）		成長ホルモンの分泌刺激
			性腺刺激ホルモン（ゴナドトロピン）放出ホルモン（Gn-RH）		性腺刺激ホルモンの分泌刺激
			ソマトスタチン（成長ホルモン抑制ホルモン）		成長ホルモン抑制
			プロラクチン抑制ホルモン（PIH）（ドパミン）		プロラクチンの分泌抑制
松果体			メラトニン		明暗環境と体内機能サイクルを同調
下垂体	前葉		成長ホルモン（GH）		身体の成長促進、代謝促進
			甲状腺刺激ホルモン（TSH）		甲状腺ホルモンの分泌促進
			副腎皮質刺激ホルモン（ACTH）		副腎皮質ホルモンの分泌刺激
			性腺刺激ホルモン（ゴナドトロピン）	黄体形成ホルモン（LH）	排卵と卵胞の黄体化を誘発
				卵胞刺激ホルモン（FSH）	卵胞の発育、精子形成を刺激
			プロラクチン		乳汁分泌と母性行動を刺激
	後葉		バソプレシン（抗利尿ホルモン；ADH）		集合管での水分再吸収を促進
			オキシトシン		子宮筋の収縮、乳汁分泌を促進
甲状腺（濾胞）			トリヨードサイロニン（T$_3$） サイロキシン（T$_4$）		熱産生作用と酸素消費増加、新陳代謝・エネルギー代謝を促進
甲状腺傍濾胞細胞			カルシトニン		骨形成、骨から血中への Ca^{2+} 再吸収抑制、血中 Ca^{2+} 濃度の低下
副甲状腺（上皮小体）			副甲状腺ホルモン（パラソルモン）		骨吸収、骨から血中への Ca^{2+} 再吸収促進、血中 Ca^{2+} 濃度の上昇
消化管	胃		ガストリン		ペプシノゲンと塩酸の分泌刺激
			グレリン		食欲亢進、成長ホルモン分泌促進
	十二指腸		コレシストキニン		胃のはたらき抑制、胆汁と膵液（酵素）の分泌刺激
			セクレチン		胃のはたらき抑制、膵液の分泌促進、ガストリン抑制
	小腸		インクレチン	GIP（胃抑制ペプチド）	インスリン分泌促進
				GLP-1（グルカゴン様ペプチド1）	インスリン分泌促進、グルカゴン分泌抑制
			ペプチドYY		食欲抑制
膵島（ランゲルハンス島）	α（A）細胞		グルカゴン		血糖上昇
	β（B）細胞		インスリン		血糖低下
	δ（D）細胞		ソマトスタチン		グルカゴン、インスリンの分泌抑制
副腎	皮質	球状帯	電解質コルチコイド（アルドステロン）		集合管での Na^+ 再吸収と K^+ の排出促進、細胞外液量を増加、血圧上昇
		束状帯	糖質コルチコイド（コルチゾル、コルチコステロン、コルチコステロイド）		糖新生促進、血糖上昇、たんぱく・脂肪分解、水利用促進
		網状帯	男性ホルモン（アンドロゲン）		第二次性徴に関与
	髄質		アドレナリン（エピネフリン）		心機能亢進、血糖上昇
			ノルアドレナリン（ノルエピネフリン）		末梢血管収縮による血圧上昇
腎臓			エリスロポエチン ※サイトカインに分類されることもある		赤血球生成を促進
性腺	卵巣		エストロゲン（卵胞ホルモン）		生殖器の発育
			プロゲステロン（黄体ホルモン）		受精卵の着床と妊娠の維持
	精巣		テストステロン ※ライディッヒ細胞から分泌		第二次性徴に関与
心臓			心房性ナトリウム利尿ペプチド（ANP）		集合管での Na^+ 再吸収抑制、血管拡張
			脳性ナトリウム利尿ペプチド（BNP）		集合管での Na^+・水再吸収抑制

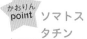

かおりん point ソマトスタチン

ソマトスタチンは、脳の視床下部や膵臓のランゲルハンス島δ細胞（D細胞）のほか、十二指腸からも分泌されます。分泌部位により作用が異なりますので確認しておきましょう。

☐ ペプチドホルモン

☐ ステロイドホルモン

☐ アミン・アミノ酸誘導体ホルモン

4□□ 生命活動を維持するために必要な最小限の代謝を❹_____という。一般的な成人男子の**基礎代謝量**は約❺_____kcal、成人女性は約❻_____kcalである。一般に基礎代謝量は加齢に伴い❼_____する。

3）三大栄養素の代謝

1回目 _____　2回目 _____

1□□ 代謝によって❶_____を産生し**エネルギー源**となる❷_____、❸_____、❹_____を三大栄養素という。

2□□ 1gあたり、**たんぱく質**と**炭水化物**は❺_____kcal、**脂質**は❻_____kcalの熱量を発生する（❼_____係数）。

3□□ 糖質は血中に❽_____（**ブドウ糖**）として存在し、肝臓や筋肉で❾_____として蓄えられる。

4□□ グルコースは、**解糖系**、**TCA回路**、**電子伝達系**によって代謝されることで、❿_____を産生する（図2）。

5□□ 解糖系でグルコースが⓫_____に分解される。TCA回路でピルビン酸は⓬_____内で⓭_____となり、**水素**と**二酸化炭素**に分解される過程でATPを産生する。

6□□ TCA回路で発生した水素は、**電子伝達系**で⓮_____と結合して水になる。この過程でさらにATPが産生される。

7□□ 脂肪は⓯_____と⓰_____に分解され、後者は解糖経路で代謝される。前者はβ酸化によって⓱_____に代謝される。その後、TCA回路などを経てATPが産生される。

8□□ たんぱく質は、胃で⓲_____に分解され、小腸で⓳_____に分解される。アミノ酸は化学反応を経てアセチルCoAとなり、⓴_____産生に利用される。

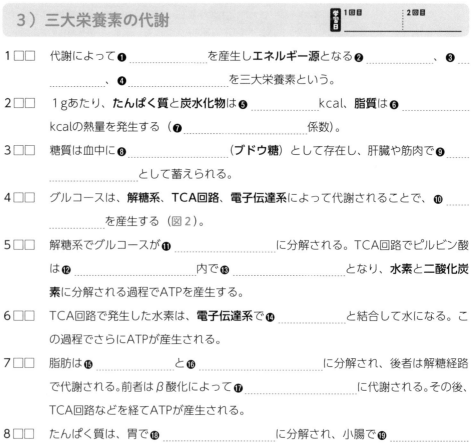

study! **アデノシン三リン酸（ATP）**

生体活動に必要なエネルギーを生む物質。アデノシンに3つのリン酸が結合している。リン酸の1つが外れてADP（アデノシン二リン酸）に変換されるときにエネルギーを放出する。

Answer

2）代謝のしくみ

❹基礎代謝　❺1500
❻1200　❼減少

3）三大栄養素の代謝

解答順不同→❷〜❹

❶ATP　❷糖質　❸脂質
❹たんぱく質　❺4　❻9
❼アトウォーター　❽グルコース
❾グリコーゲン　❿ATP
⓫ピルビン酸　⓬ミトコンドリア
⓭アセチルCoA　⓮酸素
⓯脂肪酸　⓰モノグリセリド
⓱アセチルCoA　⓲ポリペプチド
⓳アミノ酸　⓴ATP

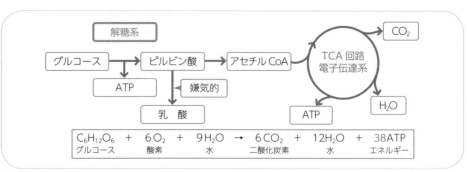

図2　糖の代謝

Ⅱ 疾患ドリル

糖尿病

1) 病態

1□□ 糖尿病とは、❶＿＿＿＿＿＿の**作用不足**によって慢性の❷＿＿＿＿＿＿をきたす疾患である。❸＿＿＿＿＿＿、❹＿＿＿＿＿＿、妊娠糖尿病、そのほかの特定の機序や疾患によるもの、に分類される。

2□□ ❺＿＿＿＿**型糖尿病**は、膵臓のランゲルハンス島にある❻＿＿＿＿＿＿の破壊によるインスリンの絶対的欠乏により発症する。❼＿＿＿＿＿＿やウイルス感染によりβ細胞が破壊されると考えられている。

3□□ ❽＿＿＿＿**型糖尿病**は、過食、運動不足、❾＿＿＿＿＿＿などの環境因子と遺伝因子が関連し、**インスリン分泌低下**と❿＿＿＿＿＿＿＿が相まって発症する。

point 糖尿病の分類
日本糖尿病学会により糖尿病は4つのタイプに分類されています。

study! インスリン抵抗性
筋などの組織においてインスリン感受性が低下してインスリンが効きにくくなっている状態。

2) 症状

1□□ 初期は無症状のことが多いが、**高血糖**が持続すると❶＿＿＿＿＿＿、**多飲**、❷＿＿＿＿＿＿、体重減少、易疲労感などの症状をきたす。**自律神経障害**として、❸＿＿＿＿＿＿、発汗異常、勃起障害などを生じることがある。

2□□ 高血糖状態が極度の場合、❹＿＿＿＿＿＿や❺＿＿＿＿＿＿による意識障害が生じる。

3□□ **糖尿病ケトアシドーシス**は❻＿＿＿＿糖尿病で起こりやすく、❼＿＿＿＿大呼吸、アセトン臭、意識障害などが現れる。

4□□ **高浸透圧高血糖症候群**は❽＿＿＿＿糖尿病に起こりやすく、高度の脱水、意識障害、痙攣、振戦などを呈する。

5□□ 糖尿病の**細小血管障害**には、❾＿＿＿＿＿＿、❿＿＿＿＿＿、⓫＿＿＿＿＿＿がある。このなかでは、⓬＿＿＿＿＿＿が最も早期から現れてくる。

6□□ 糖尿病神経障害は、⓭＿＿＿＿から⓮＿＿＿＿に向かって進行する。

7□□ 糖尿病では、心筋梗塞や脳梗塞などの⓯＿＿＿＿＿＿も発症しやすくなる。

3) 検査

1□□ 糖尿病の診断は、図1の流れで行われる。

Answer
1) 病態
解答順不同→❸❹
❶インスリン ❷高血糖
❸1型糖尿病 ❹2型糖尿病
❺1 ❻β細胞 ❼自己免疫異常
❽2 ❾肥満 ❿インスリン抵抗性

2) 症状
解答順不同→❶❷、❹❺、❾〜⓫
❶口渇 ❷多尿 ❸起立性低血圧
❹糖尿病ケトアシドーシス
❺高浸透圧高血糖症候群
❻1型 ❼クスマウル ❽2型
❾糖尿病網膜症 ❿糖尿病腎症
⓫糖尿病神経障害
⓬糖尿病神経障害 ⓭遠位
⓮近位 ⓯大血管障害

study! OGTT

OGTTの実施前は、糖質150g以上の食事を3日以上摂食したのち、検査前10〜14時間は絶食とする。

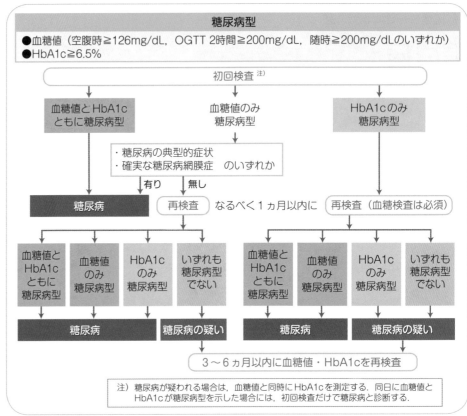

図1 糖尿病の臨床診断のフローチャート

（日本糖尿病学会編・著：糖尿病治療ガイド2022−2023、p26、文光堂、2022より転載）

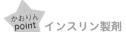

かおりん point インスリン製剤

持効型と中間型はインスリンの基礎分泌を補います。超速効型、速効型はインスリンの食後の追加分泌を補います。混合型はその中間です。それぞれの作用時間を覚えておきましょう。

Answer

3）検査

❶朝食前 ❷HbA1c
❸ヘモグロビン ❹ブドウ糖
❺2時間

4）治療

解答順不同→❶〜❸

❶食事 ❷運動 ❸薬物
❹インスリン ❺血糖降下薬
❻スルホニル尿素薬

2☐☐ **空腹時血糖値**は、10時間以上絶食したあとの空腹時の血糖値をいい、一般に❶____に測定する。

3☐☐ **ヘモグロビンA1c（❷____）**は、赤血球中の❸____にグルコースが結合したものである。過去1〜2か月の血糖値の状態を反映する。

4☐☐ **経口ブドウ糖負荷試験**（OGTT）では、75gの❹____を摂取して血糖値を検査する。糖尿病の診断には、❺____値を用いる。

4）治療

学習日 1回目＿＿＿ 2回目＿＿＿

1☐☐ 糖尿病の治療では、❶____療法、❷____療法、❸____療法を行う。1型糖尿病では、❹____療法が第一選択となる。2型糖尿病の薬物療法では、インスリンのほか、❺____が用いられる。

2☐☐ 血糖降下薬では、❻____、**ビグアナイド薬、α-グルコシダーゼ阻害薬、速効型インスリン分泌促進薬、インスリン抵抗性改善薬**のほか、**インクレチン関連薬、SGLT阻害薬**が用いられている（表1）。

表1　血糖降下薬

薬剤名		主な作用	投与経路
スルホニル尿素薬		膵β細胞からのインスリン分泌を促進	経口
速効型インスリン分泌促進薬		膵β細胞からのインスリン分泌を促進	経口
ビグアナイド薬		肝臓での糖新生抑制、末梢組織でのインスリン抵抗性の改善	経口
α-グルコシダーゼ阻害薬		腸管からの糖の吸収遅延	経口
インスリン抵抗性改善薬		骨格筋・肝臓でのインスリン抵抗性の改善	経口
インクレチン関連薬	DPP-4 阻害薬	血糖値に応じたインスリン分泌促進、グルカゴン分泌抑制	経口
	GLP-1 作動薬	血糖値に応じたインスリン分泌促進、グルカゴン分泌抑制	注射/経口
SGLT2 阻害薬		尿細管での糖再吸収阻害によるブドウ糖排泄の促進	経口

3□□　**インスリン製剤**は作用時間により、❼ ＿＿＿＿＿＿＿＿、速効型、中間型、混合型、❽ ＿＿＿＿＿＿＿＿に分類される。

4□□　1型糖尿病や血糖コントロールの悪い2型糖尿病などで、インスリンの頻回注射や**持続皮下インスリン注入（CSII）**による❾ ＿＿＿＿＿＿＿＿が行われる。

5□□　インスリン療法中の患者では、❿ ＿＿＿＿＿＿＿＿を行うことで、血糖値を把握し、生活の状態を見直すことができる。

6□□　インスリンの**自己注射**は、⓫ ＿＿＿＿＿＿＿＿で投与する。同一部位に注射しないよう毎回少し離して注射する。また注射後、注射部位を揉まない。

7□□　薬物療法中の患者では、⓬ ＿＿＿＿＿＿＿＿に注意するとともに、⓭ ＿＿＿＿＿＿＿＿に対する指導も必要である。

8□□　**低血糖症状**の出現に備え、⓮ ＿＿＿＿＿＿＿＿を持ち歩くように指導する。できる限りブドウ糖などの単糖類がよいが、ない場合はあめなどの二糖類を準備する。

9□□　**シックデイ**で食事を摂れなくても、原則的に⓯ ＿＿＿＿＿＿＿＿は中止しない。

10□□　糖尿病の食事療法での**摂取エネルギー量**は、⓰ ＿＿＿＿＿＿＿＿と**生活活動強度**から求められる（標準体重×生活活動強度）。

11□□　標準体重は、身長 (m)² × ⓱ ＿＿＿＿＿＿＿＿で求められる。肥満度の指数である**BMI**は、⓲ ＿＿＿＿＿＿＿＿（単位は⓳ ＿＿＿＿＿＿＿）÷ ⓴ ＿＿＿＿＿＿＿＿（単位は㉑ ＿＿＿＿＿＿＿）²で求められる。

12□□　食事療法における**三大栄養素**の摂取エネルギー比率は、㉒ ＿＿＿＿＿＿＿＿15 〜20％、脂質20〜25％、㉓ ＿＿＿＿＿＿＿＿50〜60％とする。

13□□　糖尿病の**食品交換表**では、㉔ ＿＿＿＿＿＿＿＿kcalを**1単位**としており、同じグループ内で自由に選択できる。80kcalは、ごはん茶碗㉕ ＿＿＿＿＿＿＿＿杯、6枚切り食パン1/2枚などに相当する。

Answer
4）治療
解答順不同→❼❽
❼超速効型　❽持効型
❾強化インスリン療法
❿血糖自己測定　⓫皮下注射
⓬低血糖　⓭シックデイ　⓮糖類
⓯インスリン注射　⓰標準体重
⓱22　⓲体重　⓳kg　⓴身長
㉑m　㉒たんぱく質　㉓炭水化物
㉔80　㉕1/2

Ⅱ 疾患ドリル

脂質異常症

1□□　脂質異常症は、血中に**脂質**が過剰に存在する状態で、血清❶＿＿＿＿＿＿＿＿＿＿＿＿
や血清❷＿＿＿＿＿＿＿＿＿＿＿（中性脂肪）の高値を示す高脂血症と、**HDLコレ
ステロール**の低値を総称していう。❸＿＿＿＿＿＿＿＿＿＿の強力な危険因子である。

2□□　原発性と二次性に分けられる。原発性のなかでは、❹＿＿＿＿＿＿＿高コレステロ
ール血症が臨床でよくみられる。

3□□　脂質異常症の診断は、血中の❺＿＿＿＿＿＿＿コレステロール値、HDLコレステロ
ール値、❻＿＿＿＿＿＿＿＿＿＿値などによりなされる（表1）。

表1　脂質異常症診断基準（空腹時採血）

LDL コレステロール	140mg/dL 以上	高 LDL コレステロール血症
	120 〜 139mg/dL	境界域高 LDL コレステロール血症
HDL コレステロール	40mg/dL 未満	低 HDL コレステロール血症
トリグリセライド	150mg/dL 以上	高トリグリセライド血症
Non-HDL コレステロール	170mg/dL 以上	高 non-HDL コレステロール血症
	150 〜 169mg/dL	境界域高 non-HDL コレステロール血症

Answer
脂質異常症
❶コレステロール　❷トリグリセライド
❸動脈硬化　❹家族性　❺LDL
❻トリグリセライド　❼薬物療法
❽スタチン

4□□　治療では、**食事療法、運動療法、**❼＿＿＿＿＿＿＿＿＿＿などが行われる。

5□□　薬物療法では、**HMG-CoA還元酵素阻害薬**（❽＿＿＿＿＿＿＿＿＿とよばれる）やフ
ィブラート系薬などが用いられる。

メタボリックシンドローム

1□□　メタボリックシンドロームは、❶＿＿＿＿＿＿＿＿＿の蓄積に、**高血圧、脂質代謝異常、
糖代謝異常**のうちの❷＿＿＿＿＿＿以上を認める場合をいう（表1）。

2□□　内臓脂肪の蓄積は❸＿＿＿＿＿＿＿周囲径（**腹囲**）により判断され、診断の基準は、
男性で❹＿＿＿＿＿cm以上、女性で❺＿＿＿＿＿cm以上とされている。

3□□　メタボリックシンドロームは、❻＿＿＿＿＿＿＿＿＿＿の危険因子である。

4□□　2008年より、❼＿＿＿＿＿＿＿＿＿により**スクリーニング**が行われている。該
当者は❽＿＿＿＿＿＿＿を受ける。

表1　メタボリックシンドロームの診断基準

ウエスト周囲径（男性 85cm 以上、女性 90cm 以上）＋以下①〜③のうち2つ以上該当する。
①中性脂肪 150mg/dL 以上かつ／または HDL コレステロール 40mg/dL 未満
②収縮期血圧 130mmHg 以上かつ／または拡張期血圧 85mmHg 以上
③空腹時血糖 110mg/dL 以上

Answer
メタボリックシンドローム
❶内臓脂肪　❷2つ　❸ウエスト
❹85　❺90　❻動脈硬化性疾患
❼特定健康診査　❽特定保健指導

Ⅱ 疾 患 ドリル

高尿酸血症・痛風

学習日 1回目 _____ 2回目 _____

1 □□ 高尿酸血症では、血清中の❶ _____ が増加し、身体に蓄積する。**血清尿酸値**❷ _____ mg/dL以上をいう。

2 □□ **尿酸**は、体内で❸ _____ が代謝されてできる最終産物である。**プリン体**はプリン環をもつ物質の総称で、エネルギー源として使われるATPや細胞を構成している❹ _____ を原料に作られる。

3 □□ 尿酸は血中では**尿酸塩**として存在している。血中濃度が❺ _____ mg/dLを超えると、過剰な尿酸塩が結晶として析出しやすくなる。

4 □□ 尿酸塩の結晶が❻ _____ の中に析出し、急性の**関節炎**を生じるものが❼ _____ である。急激に起こる関節炎の発作を❽ _____ という。

5 □□ 痛風関節炎は主として**下肢の関節**に起こり、**激痛**と**発赤**、**腫脹**が伴う。初回発作は下肢関節のうちでも特に❾ _____ に生じることが多い。

6 □□ 高尿酸血症の**食事療法**では、以前は厳しい❿ _____ の摂取制限が行われていたが、現在はそれよりも⓫ _____ や⓬ _____ の制限が中心となっている。

7 □□ 痛風の急性発作には、⓭ _____ が用いられる。

肥 満

学習日 1回目 _____ 2回目 _____

1 □□ 肥満とは、体内に❶ _____ が過剰に蓄積された状態である。

2 □□ 脂肪が蓄積する部位により、腹部から上部に蓄積する❷ _____ 肥満（**中心性肥満**）と、腰から下に蓄積する下半身肥満（**末梢性肥満**）に分けられる。また前者は、内臓周囲に蓄積する❸ _____ 型肥満と、腹壁の皮下に蓄積する❹ _____ 型肥満に分類することができる。

3 □□ 肥満度の判定は、❺ _____ によりなされる。

4 □□ 日本肥満学会の基準では、BMI：18.5未満が低体重、18.5〜❻ _____ 未満が**普通体重**で、❼ _____ 以上が肥満（❽ _____ 〜30未満：**肥満1度**、30〜35未満：**肥満2度**、35〜40未満：**肥満3度**、40以上：**肥満4度**）。

5 □□ 肥満治療の中心は、❾ _____ と**運動療法**である。

6 □□ 食事療法、運動療法で効果不十分の場合は、薬物療法が行われる。抗肥満薬として❿ _____ （サノレックス®）が用いられる（高度の肥満のみ）。

Ⅱ 疾患ドリル

甲状腺機能亢進症

1) 病態・症状

学習日 1回目 ⬜ 2回目 ⬜

1⬜⬜ 甲状腺機能亢進症は**甲状腺**でのホルモンの合成・分泌が❶＿＿＿＿する。

2⬜⬜ 甲状腺機能亢進症の代表的な疾患として❷＿＿＿＿がある。

3⬜⬜ **バセドウ病**は甲状腺の❸＿＿＿＿疾患で、遺伝因子と環境因子が関与し、**甲状腺刺激ホルモン（TSH）受容体**に対する❹＿＿＿＿が生じることによって起こる。環境因子として、❺＿＿＿＿、❻＿＿＿＿、感染症、ヨード摂取量、妊娠などがある。

4⬜⬜ バセドウ病の代表的な症状として、❼＿＿＿＿、❽＿＿＿＿、**頻脈**の３つがあり、❾＿＿＿＿の三徴とよばれる。

5⬜⬜ そのほかの症状として、**前脛骨粘液水腫**、動悸、体重減少、易疲労感、❿＿＿＿＿過多、手指振戦などがある。

6⬜⬜ 手術、感染症、分娩、ストレスなどを誘因として、⓫＿＿＿＿をきたすことがある。38℃以上の⓬＿＿＿＿、⓭＿＿＿＿（130回/分以上）、中枢神経症状、心不全症状、消化器症状などを呈する。適切な治療が行われなければ死に至る。

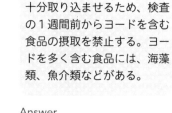

study! 甲状腺シンチグラフィ検査

甲状腺細胞に放射性ヨードを十分取り込ませるため、検査の１週間前からヨードを含む食品の摂取を禁止する。ヨードを多く含む食品には、海藻類、魚介類などがある。

Answer

1) 病態・症状

解答順不同→❺❻、❼❽

❶亢進 ❷バセドウ病 ❸自己免疫
❹自己抗体 ❺喫煙 ❻ストレス
❼眼球突出 ❽びまん性甲状腺腫
❾メルゼブルグ ❿発汗
⓫甲状腺クリーゼ ⓬発熱 ⓭頻脈

2) 検査・治療

❶上昇 ❷低値 ❸放射性ヨード
❹上昇 ❺ヨード ❻チアマゾール
❼無顆粒球症 ❽咽頭
❾反回神経 ❿嗄声

2) 検査・治療

学習日 1回目 ⬜ 2回目 ⬜

1⬜⬜ 血液検査で、遊離T_3、遊離T_4の値は❶＿＿＿＿、血中**TSH**濃度は❷＿＿＿＿となる。

2⬜⬜ 甲状腺シンチグラフィでは、❸＿＿＿＿を経口摂取し、その何％が甲状腺に取り込まれたかを調べる。バセドウ病では❹＿＿＿＿する。実施前は❺＿＿＿＿の摂取を制限する。

3⬜⬜ バセドウ病の治療では❻＿＿＿＿、プロピルチオウラシルといった抗甲状腺薬の投与を第一選択として、そのほか手術療法（甲状腺亜全摘、全摘）、放射性ヨード（アイソトープ）治療などが行われる。

4⬜⬜ 抗甲状腺薬の副作用に❼＿＿＿＿があり、重篤な感染症を生じやすくなる。**発熱**や❽＿＿＿＿の痛みに注意し、副作用の徴候があれば投与を中止する。

5⬜⬜ 甲状腺切除術の合併症として、❾＿＿＿＿の麻痺が起こりえる。それにより❿＿＿＿＿や誤嚥などの症状が生じる。

Ⅱ 疾患ドリル

甲状腺機能低下症

1□□ 甲状腺機能低下症は、❶_____の作用不足により様々な症状がみられる疾患の総称である。30〜60歳代の❷_____に多い。

2□□ 原発性甲状腺機能低下症には主に、**先天性甲状腺機能低下症**（❸_____症）と、後天的な❹_____（**橋本病**）がある。

3□□ 甲状腺機能低下症の症状は、寒がり、皮膚の乾燥、浮腫、筋力低下、心拡大、徐脈、心嚢液貯留、❺_____過多などがある。

4□□ 浮腫は全身、特に❻_____などに起こり、指で押しても❼_____を残さないのが特徴である。これは、**ムコ多糖**の沈着によるもので❽_____とよばれる。浮腫が声帯に起こると❾_____をきたす。

5□□ 一般検査では、❿_____の上昇、クレアチンキナーゼ（CK）の上昇がみられる。診断では、遊離ホルモン（fT$_3$・fT$_4$）と、⓫_____（TSH）を測定する。fT$_3$・fT$_4$は低下している。TSHは原発性では高値、視床下部や下垂体に障害がある場合では低値を示す。

6□□ 治療では、T$_4$製剤として⓬_____（チラージンS）が用いられる。

Answer
甲状腺機能低下症
❶甲状腺ホルモン　❷女性
❸クレチン　❹慢性甲状腺炎
❺月経　❻眼瞼　❼圧痕
❽粘液水腫　❾嗄声
❿総コレステロール
⓫甲状腺刺激ホルモン
⓬レボチロキシンナトリウム水和物

甲状腺がん

1□□ 甲状腺がんは甲状腺に発生するがんで、**組織型**により、最も多い❶_____がん、❷_____がん、低分化がん、髄様がん、未分化がんにわけられる。また、甲状腺にできる悪性腫瘍として悪性リンパ腫もある。

2□□ 甲状腺がんは緩徐に進行し比較的予後良好なものが多いが、❸_____がんは急速に進行し予後はきわめて不良である。

3□□ 症状として、❹_____神経への浸潤による嗄声や声帯麻痺などを生じることがある。

4□□ 治療では、外科治療（❺_____の摘出＋頸部リンパ節郭清）、放射性ヨウ素内用療法、化学療法などが行われる。

Answer
甲状腺がん
❶乳頭　❷濾胞　❸未分化
❹反回　❺甲状腺

Ⅱ 疾患ドリル

副甲状腺機能亢進症

1 □□　原発性副甲状腺機能亢進症は、**副甲状腺**（上皮小体）の腺腫や過形成により❶＿＿＿＿＿
（PTH）の分泌が過剰となる。腎臓での❷＿＿＿＿＿
再吸収促進、リン（P）排泄促進、骨からのCaの遊離促進が起こる。

2 □□　上記の理由により、高❸＿＿＿＿＿血症、低❹＿＿＿＿＿血症を呈する。

3 □□　血中のCa濃度が高くなるため、腎での排泄量が再吸収量を上回り、尿中のCaも増加
する。そのため、❺＿＿＿＿＿を生じやすくなる。

Answer
副甲状腺機能亢進症
❶副甲状腺ホルモン
❷カルシウム（Ca）
❸カルシウム（Ca）
❹リン（P）　❺尿路結石

副腎疾患

1 □□　クッシング症候群　❶＿＿＿＿＿（糖質コルチコイド）の過剰を呈する
病態の総称で、**副腎腺腫**などの副腎性、副腎皮質刺激ホルモン（ACTH）の分泌が
過剰となる下垂体性の**クッシング病**（ACTH産生下垂体腺腫）、異所性ACTH産生腺
腫が原因となる。

2 □□　**皮下脂肪**の異常沈着により、❷＿＿＿＿＿様顔貌、❸＿＿＿＿＿性肥満、水牛
様肩（バッファローハンプ）などがみられる。

3 □□　検査では、血中のコルチゾールの測定、❹＿＿＿＿＿抑制試験を行う。

4 □□　原発性アルドステロン症　❺＿＿＿＿＿からのアルドステロンの分泌過剰
が起こり、高血圧や低❻＿＿＿＿＿血症を呈する。

5 □□　検査では、アルドステロン濃度の上昇と血漿レニン活性の低下がみられる。治療では、
片側性の❼＿＿＿＿＿では外科的に病側の副腎を摘出する。
腹腔鏡下副腎腺腫摘出術が行われることが多い。

6 □□　アジソン病　後天的に副腎皮質機能が低下する疾患で、副腎皮質ホルモンが不足し、
低血圧、低❽＿＿＿＿＿血症、高カリウム血症など様々な症状を呈する。

7 □□　負のフィードバックにより❾＿＿＿＿＿が増加し、色素沈着が
みられることもある。

8 □□　褐色細胞腫　副腎髄質または傍神経節由来の❿＿＿＿＿産生腫
瘍で、⓫＿＿＿＿＿を主な症状とする。

かおりんpoint　クッシング症候群の治療

副腎腫瘍によるクッシング症
候群では、腹腔鏡による副腎
腫瘍摘出が行われます。クッ
シング病の治療では、経蝶形
骨洞下垂体腺腫摘出術（ハー
ディ術）が行われます。

下垂体
蝶形骨洞
上鼻甲介
鼻腔
中鼻甲介
下鼻甲介
外鼻孔

Answer
副腎疾患
❶コルチゾール　❷満月
❸中心　❹デキサメタゾン
❺副腎皮質　❻カリウム
❼アルドステロン産生腫瘍
❽ナトリウム
❾副腎皮質刺激ホルモン
❿カテコールアミン　⓫高血圧

Ⅲ 復習 ○ × 問 題

「解剖生理ドリル」と「疾患ドリル」で学習した内容が理解できているか、○×問題に答えて確認しましょう！ 発展問題も含まれていますのでチャレンジしてみてください。

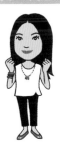

Q 次の問題に○または×で答えてください。

❶ グルカゴンは膵臓から分泌され、血糖値を低下させる。　○×

❷ カルシトニンは骨からのカルシウム放出を抑制し骨形成を促進する。　○×

❸ 血中のT_3、T_4が低下すると、甲状腺刺激ホルモン放出ホルモン（TRH）の分泌が促進される。　○×

❹ ブドウ糖は、代謝によって水と窒素に分解される。　○×

❺ たんぱく質は、1gあたり9kcalのエネルギーを産生する。　○×

❻ 脂質異常症は、低HDLコレステロール血症も含む。　○×

❼ メタボリックシンドロームの診断基準でウエスト周囲径は必須項目である。　○×

❽ 特定健康診査は健康増進法に基づく。　○×

❾ 2型糖尿病は自己免疫異常により生じる。　○×

❿ 高浸透圧高血糖症候群では、クスマウル大呼吸がみられる。　○×

⓫ 糖尿病の三大合併症は、細い血管が障害されて生じる。　○×

⓬ インクレチン関連薬は、膵臓からのインスリン分泌を促進する。　○×

⓭ 75gOGTTでは、1時間値を診断に用いる。　○×

⓮ インスリン自己注射後は、刺入部位をよく揉む。　○×

⓯ 糖尿病のシックデイの際もインスリン注射は中止しない。　○×

⓰ 痛風関節炎の初回発作は手指の関節に起こることが多い。　○×

⓱ バセドウ病では、徐脈となる。　○×

⓲ 甲状腺機能亢進症の薬物療法では無顆粒球症に注意する。　○×

⓳ 慢性甲状腺炎では甲状腺腫大はみられない。　○×

⓴ 先天的な甲状腺機能低下症に橋本病がある。　○×

A

❶×血糖値を下げるのはインスリン。グルカゴンは上昇させる ❷○ ❸○負のフィードバック機構による ❹×水と二酸化炭素に分解される ❺×4kcalのエネルギーを産生する ❻○ ❼○男性85cm以上、女性90cm以上である ❽×高齢者の医療の確保に関する法律（高齢者医療確保法）に基づく ❾×自己免疫異常により生じるのは1型糖尿病 ❿×クスマウル大呼吸は糖尿病ケトアシドーシスでみられる ⓫○網膜症、腎症、神経障害が三大合併症 ⓬○消化管ホルモンのインクレチンに作用する。 ⓭×2時間値で診断する ⓮×刺入部位は揉まない ⓯○自己判断で中止しない ⓰×下肢の第一中足趾節関節に起こることが多い ⓱×頻脈となる ⓲○ ⓳×みられる ⓴×橋本病は後天的に生じる甲状腺機能低下の原因となる疾患

Ⅳ 力だめし国試問題

ここまでの知識を踏まえて国試問題にトライしてみましょう！ 選択肢ひとつずつについて、正否の根拠・理由まで考えてみてください。

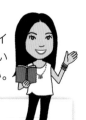

（1）メタボリックシンドロームの診断に必須の診断基準項目はどれか。

　　1．腹囲

　　2．脂質

　　3．血圧

　　4．血糖

（1）解答　1

ウエスト周囲径（腹囲）は診断の必須項目である。そのほか、①中性脂肪150mg/dLかつ／またはHDLコレステロール40mg/dL未満、②収縮期血圧130mmHg以上かつ／または拡張期血圧85mmHg以上、③空腹時血糖110mg/dL以上、のうちいずれか2つ以上に該当する必要がある。

（2）糖尿病神経障害で正しいのはどれか。
diabetic neuropathy

　　1．運動神経は温存される。

　　2．感覚障害は中枢側から起こる。

　　3．三大合併症の中では晩期に発症する。

　　4．自律神経障害は無自覚性低血糖に関与する。

（2）解答　4

×1：運動神経も感覚神経も障害される。

×2：症状は遠位部から中枢部に向かって進行する。

×3：三大合併症のうち糖尿病神経障害は最も早期に生じてくる。

○4：自律神経障害が進行すると、低血糖となっても低血糖症状が現れなくなる。これを無自覚性低血糖という。

（3）高尿酸血症で正しいのはどれか。
hyperuricemia

　　1．尿はアルカリ性になる。

　　2．初期症状は痛風結節である。

　　3．尿酸はプリン体の代謝産物である。

　　4．リンの摂取を控えることで症状が軽減する。

（3）解答　3

高尿酸血症は、プリン体の代謝異常により血液中に尿酸が増加した状態である。尿酸が尿中に排泄されるため、尿は酸性に傾く。症状が進行すると痛風結節を生じる場合がある。プリン体やアルコールの摂取、総摂取エネルギーを制限する。

（4）甲状腺機能亢進症の症状はどれか。
hyperthyroidism

　　1．眉弓部の膨隆

　　2．眼瞼下垂

　　3．テタニー

　　4．動悸

　　5．便秘

（4）解答　4

×1：眉弓部の膨隆は、下垂体前葉由来の成長ホルモン産生過剰による先端巨大症などで認められる症状である。

×2：眼瞼下垂がみられるのは、重症筋無力症や動眼神経麻痺、ミトコンドリアミオパチー、筋強直性ジストロフィーなどである。

×3：テタニーとは、顔面や四肢に硬直性痙攣が起こることであり、原因疾患は副甲状腺機能低下症、ビタミンD欠乏症、過換気症候群、原発性アルドステロン症などである。

○4：動悸は甲状腺機能亢進症の症状の一つである。

×5：便秘は甲状腺機能低下症でみられる。

第7章

脳・神経

かおりん advice

この章では
つぎのポイントについて
理解を深めていきましょう！

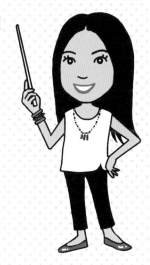

☑ 中枢神経・末梢神経とは？

☑ 脳神経の種類と機能は？

☑ 各臓器への交感神経・副交感神経の作用は？

☑ 脳梗塞の分類と発症のメカニズムは？

☑ 認知症の中核症状と行動・心理症状とは？

☑ 筋萎縮性側索硬化症、重症筋無力症、
　筋ジストロフィーで障害される部位と治療は？

I 解剖生理ドリル

1）神経組織と神経系

1□□　神経組織は、❶_____（**神経細胞**）と支持細胞からなる。支持細胞は、中枢神経では❷_____、末梢神経では❸_____である。

2□□　ニューロンは一般に、**細胞体**と、ほかの細胞からの信号を入力する❹_____、ほかの細胞へ信号を出力する❺_____（**神経突起**）からなる（図1）。

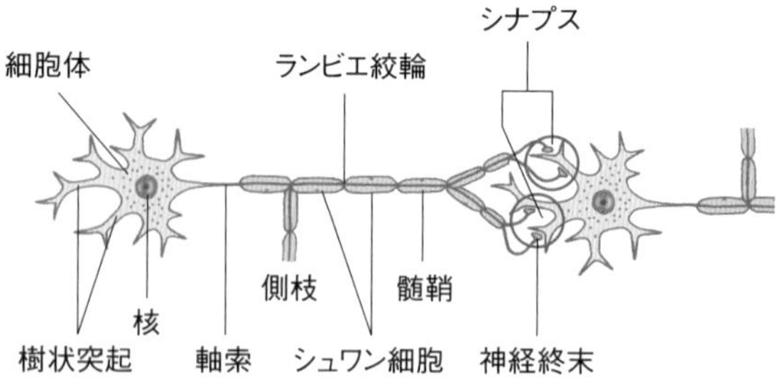

図内ラベル：シナプス　細胞体　ランビエ絞輪　側枝　髄鞘　樹状突起　核　軸索　シュワン細胞　神経終末

図1　神経細胞の構造

study! 神経伝達物質

シナプスにおいて細胞間で情報を伝達する物質。セロトニン、ドパミン、ノルアドレナリン、アセチルコリンなどがある。

3□□　ニューロンとニューロンの接合部を❻_____といい、神経終末（軸索終末）から**神経伝達物質**が放出されて興奮が伝達される。

4□□　神経系は、❼_____と❽_____に分けられる。

5□□　**中枢神経**は、脳と脊柱管内にある❾_____からなる。**末梢神経**は、❿_____と**脊髄神経**からなる。

6□□　脳と脊髄は、外側から⓫_____、⓬_____、**軟膜**の3層からなる**髄膜**に包まれる。クモ膜と軟膜の間の**クモ膜下腔**は⓭_____で満たされており、脳を保護している。

7□□　脳脊髄液は、脳室の⓮_____で血液の濾過により産生され、脳内を循環して⓯_____に吸収される（図2）。1回量120〜150mL、1日に400〜600mL産生される。

Answer

1）神経組織と神経系

解答順不同→❼❽

❶ニューロン　❷グリア細胞
❸シュワン細胞　❹樹状突起
❺軸索　❻シナプス
❼中枢神経系　❽末梢神経系
❾脊髄　❿脳神経　⓫硬膜
⓬クモ膜　⓭脳脊髄液　⓮脈絡叢
⓯クモ膜顆粒

2）中枢神経系

解答順不同→❸❹

❶大脳　❷灰白質　❸前頭葉
❹頭頂葉　❺運動性言語野

2）中枢神経系

1□□　脳は、❶_____・**間脳・脳幹**（中脳・橋・延髄）・**小脳**から構成される（図3）。

2□□　大脳の表面は**大脳皮質**とよばれ、❷_____で構成されている。

3□□　大脳皮質の溝を境に、❸_____、❹_____、**側頭葉**、**後頭葉**に分けられる。前頭葉には、**運動野**と❺_____（ブローカ野）がある。側

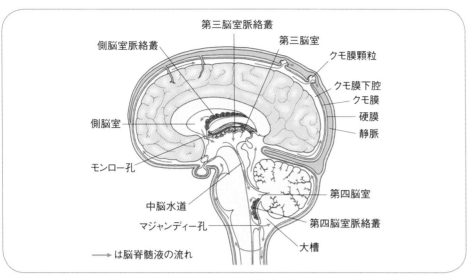

図2　脳脊髄液の循環

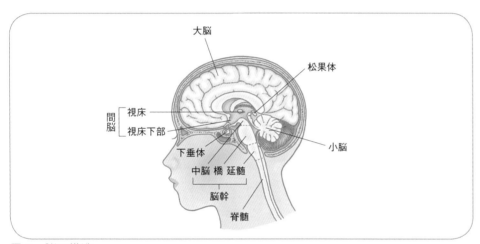

図3　脳の構造

頭葉には、聴覚野と❻ _____（ウェルニッケ野）がある（図4）。

4□□　大脳皮質の下には神経線維が集まる**白質**が広がる。その内部には❼ _____ とよばれる、ニューロンが集まった灰白質で構成される部位がある。

5□□　間脳は❽ _____ と❾ _____ からなる。視床下部は自律神経系や内分泌を統合する中枢で、体温調節中枢や摂食中枢などがある。視床の後上部にある松果体からはメラトニンが分泌され、概日リズムを調節する。

6□□　脳幹は、**中脳、橋、**❿ _____ からなる（間脳を含める考え方もある）。脳幹には、呼吸中枢、循環調節中枢、嚥下中枢、排尿・排便中枢などがある。

7□□　中脳には動眼神経、滑車神経の神経核がある。視覚の中枢で、**対光反射や輻輳反射**などの⓫ _____ 反射を司る。

8□□　橋には、⓬ _____ 神経、外転神経、顔面神経、内耳神経の神経核がある。

Answer
2）中枢神経系
解答順不同→❽❾
❻感覚性言語野　❼大脳基底核
❽視床　❾視床下部　❿延髄
⓫瞳孔　⓬三叉

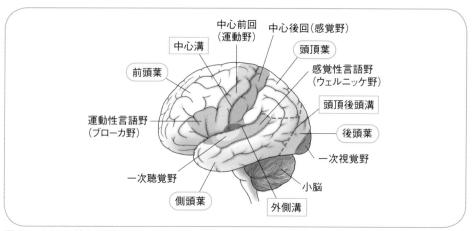

図4 大脳の機能局在

study! 指鼻試験

小脳機能を評価する方法として指鼻試験がある。指鼻試験は、患者に左右の人差し指で交互に自分の鼻先に触れてもらう試験で、小脳に障害があると、うまく触れられなかったり指が震えたりする（企図振戦）。

9□□ 延髄には、❸ ＿＿＿＿＿＿＿＿ 神経、迷走神経、舌下神経、副神経の神経核がある。呼吸、循環、嚥下、嘔吐、咳嗽などの中枢がある。

10□□ 脳幹部には、白質と灰白質の混じった❹ ＿＿＿＿＿＿＿＿＿＿ があり、**意識の保持**（覚醒）に関与している。

11□□ 小脳は橋と延髄の背側にあり、筋の緊張や身体の平衡、随意運動の調整などを担う。小脳が障害されると❺ ＿＿＿＿＿＿ 失調をきたす。

3）末梢神経系
学習日 1回目 ＿＿＿＿ 2回目 ＿＿＿＿

1□□ **脳神経**は❶ ＿＿＿＿ 対ある（表1）。

2□□ **脊髄神経**は❷ ＿＿＿＿ 対ある。**頸神経**（❸ ＿＿＿＿ 対）、**胸神経**（❹ ＿＿＿＿ 対）、**腰神経**（❺ ＿＿＿＿ 対）、**仙骨神経**（❻ ＿＿＿＿ 対）、**尾骨神経**（❼ ＿＿＿＿ 対）からなる。

3□□ **運動線維**からなる❽ ＿＿＿＿＿ と、**感覚線維**からなる❾ ＿＿＿＿＿ が合流し、脊髄神経となる（図5）。

4□□ **自律神経系**は、❿ ＿＿＿＿＿ や⓫ ＿＿＿＿＿、腺を支配し、循環や消化・吸収など、生命維持機能を司っている。

5□□ 自律神経系には⓬ ＿＿＿＿＿＿ と⓭ ＿＿＿＿＿＿ があり、拮抗的にはたらく（表2）。

6□□ ⓮ ＿＿＿＿＿＿ は生体が興奮・緊張状態にあるときに優位となり、⓯ ＿＿＿＿＿＿ はリラックスした状態のときに優位となる。

7□□ 交感神経の**節前線維**、**節後線維**は**神経伝達物質**を放出する。節前線維は交感・副交感神経とも⓰ ＿＿＿＿＿＿＿＿ を放出する。節後線維は、交感神経では⓱ ＿＿＿＿＿＿＿＿、副交感神経では⓲ ＿＿＿＿＿＿＿＿ を放出する（図6）。

Answer
2）中枢神経系
⓭舌咽 ⓮脳幹網様体 ⓯運動

3）末梢神経系
解答順不同→❿⓫、⓬⓭
❶12 ❷31 ❸8 ❹12 ❺5
❻5 ❼1 ❽前根 ❾後根
❿心筋 ⓫平滑筋 ⓬交感神経
⓭副交感神経 ⓮交感神経
⓯副交感神経 ⓰アセチルコリン
⓱ノルアドレナリン
⓲アセチルコリン

表1 脳神経

脳神経		起始	感覚神経	運動神経	自律神経（副交感神経）
Ⅰ 嗅神経		－	嗅覚		
Ⅱ 視神経		－	視覚		
Ⅲ 動眼神経		中脳		眼球運動（内側直筋、上直筋、下直筋、下斜筋）、上眼瞼の挙上（上眼瞼挙筋）	瞳孔括約筋を収縮させ瞳孔を縮小する
Ⅳ 滑車神経		中脳		眼球運動（上斜筋）	
Ⅴ 三叉神経	眼神経（V₁）	橋	前頭部、眼、鼻などの感覚		
	上顎神経（V₂）		上顎部、上顎の歯、頬部などの感覚		
	下顎神経（V₃）		舌、下顎部、下顎の歯、外耳の一部などの感覚	咀嚼運動	
Ⅵ 外転神経		橋		眼球運動（外側直筋）	
Ⅶ 顔面神経		橋	舌の前 2/3 の味覚	顔面運動（表情筋）	涙の分泌、唾液分泌（舌下腺・顎下腺）
Ⅷ 内耳神経		橋	聴覚（蝸牛神経）、平衡感覚（前庭神経）		
Ⅸ 舌咽神経		延髄	舌の後 1/3 の味覚	嚥下運動	唾液分泌（耳下腺）
Ⅹ 迷走神経		延髄	頸・胸腹部内臓の感覚	嚥下運動	胸腹部臓器の運動・分泌
Ⅺ 副神経		延髄		首の運動（僧帽筋、胸鎖乳突筋）	
Ⅻ 舌下神経		延髄		舌の運動	

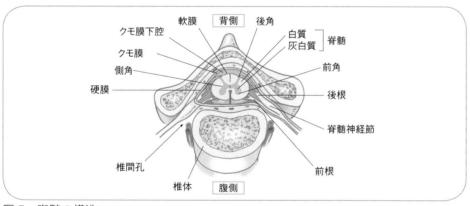

図5 脊髄の構造

study! ベル-マジャンディの法則

脊髄神経の運動神経（遠心性神経）は前根から出て、知覚神経（求心性神経）は後根より入る。

表2 交感神経と副交感神経のはたらき

支配器官	交感神経	副交感神経
涙腺	分泌抑制	分泌促進
瞳孔	散大	縮小
汗腺	発汗作用	－
唾液腺	軽度分泌促進	分泌促進
気管支平滑筋	弛緩（気管支拡張）	収縮
心臓	心拍数増加、収縮力増強	心拍数減少
消化管	蠕動運動・分泌抑制	蠕動運動・分泌促進
膀胱排尿筋	弛緩（排尿抑制）	収縮（排尿促進）
末梢血管	収縮	拡張

かおりんpoint 自律神経と消化器官

消化器系の器官は副交感神経優位なときにはたらきが活発化します。

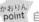

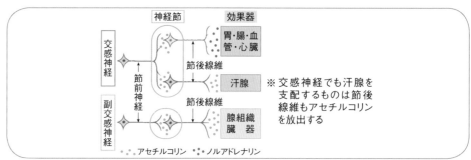

図6 交感・副交感神経の神経伝達物質

4）脳血管系（図7）

学習日 1回目 ___ 2回目 ___

1□□ 脳には左右1対ずつの❶_____と❷_____から血液が供給される。

2□□ **左・右内頸動脈**はそれぞれ頭蓋内で左・右前大脳動脈と左・右❸_____に分かれる。

3□□ 左右の椎骨動脈は1本に合流し❹_____となる。

4□□ 前・後交通動脈、前・中・後大脳動脈が形づくる輪状に連結した部分を❺_____（大脳動脈輪）という。

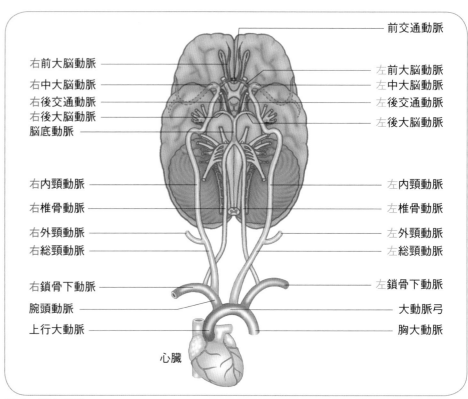

図7 脳血管系

Ⅱ 疾患ドリル

脳梗塞

1）病態

1□□　脳卒中には、脳の血管が詰まる脳梗塞と、脳内に出血する❶＿＿＿＿＿＿＿＿＿、クモ
膜下腔に出血する❷＿＿＿＿＿＿＿＿＿とがある（図1）。

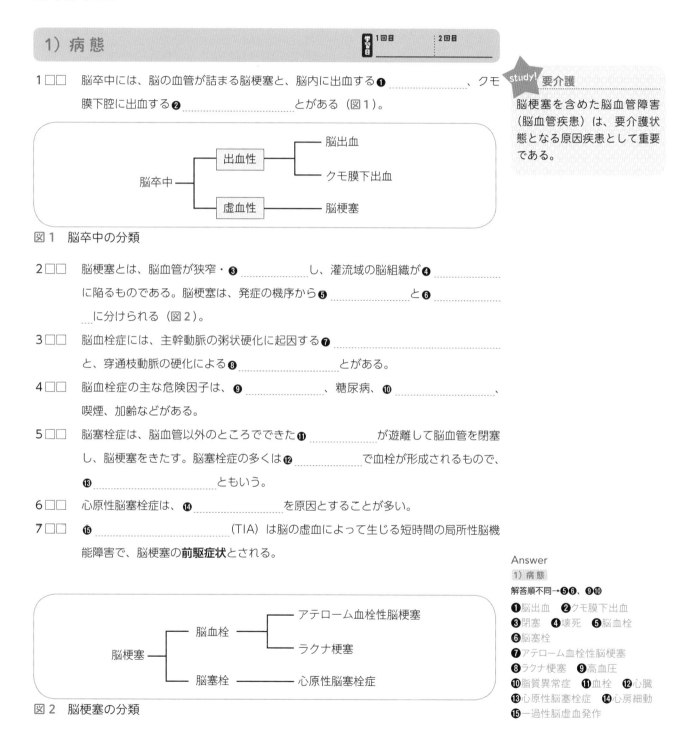

図1　脳卒中の分類

2□□　脳梗塞とは、脳血管が狭窄・❸＿＿＿＿＿＿＿し、灌流域の脳組織が❹＿＿＿＿＿＿＿
に陥るものである。脳梗塞は、発症の機序から❺＿＿＿＿＿＿＿と❻＿＿＿＿＿＿＿
＿に分けられる（図2）。

3□□　脳血栓症には、主幹動脈の粥状硬化に起因する❼＿＿＿＿＿＿＿
と、穿通枝動脈の硬化による❽＿＿＿＿＿＿＿とがある。

4□□　脳血栓症の主な危険因子は、❾＿＿＿＿＿＿＿、糖尿病、❿＿＿＿＿＿＿、
喫煙、加齢などがある。

5□□　脳塞栓症は、脳血管以外のところでできた⓫＿＿＿＿＿＿＿が遊離して脳血管を閉塞
し、脳梗塞をきたす。脳塞栓症の多くは⓬＿＿＿＿＿＿＿で血栓が形成されるもので、
⓭＿＿＿＿＿＿＿ともいう。

6□□　心原性脳塞栓症は、⓮＿＿＿＿＿＿＿を原因とすることが多い。

7□□　⓯＿＿＿＿＿＿＿（TIA）は脳の虚血によって生じる短時間の局所性脳機
能障害で、脳梗塞の**前駆症状**とされる。

図2　脳梗塞の分類

Answer
1）病態
解答順不同→❺❻、❾❿
❶脳出血　❷クモ膜下出血
❸閉塞　❹壊死　❺脳血栓
❻脳塞栓
❼アテローム血栓性脳梗塞
❽ラクナ梗塞　❾高血圧
❿脂質異常症　⓫血栓　⓬心臓
⓭心原性脳塞栓症　⓮心房細動
⓯一過性脳虚血発作

2) 症状

1 □□　脳梗塞は、壊死した領域によって多彩な症状を示す。❶ _____ 、**失調**、
❷ _____ 、❸ _____ 、**構音障害、嚥下障害、高次脳
機能障害**などを呈す。

2 □□　高次脳機能障害には、**記憶障害**や**遂行機能障害**、あるいは言語機能が障害される
❹ _____ 、習得している行動や動作をうまく行えない**失行**、感覚を介して対
象物を認識できない❺ _____ などがある。

3 □□　側頭葉の**ウェルニッケ野**が障害された場合、言葉を話すことはできるが意味不明で、
他者の話の内容を理解できない❻ _____ となる。

4 □□　前頭葉の❼ _____ **野**が障害された場合、他者が話していることは理解で
きるが自らは流暢に言葉を発せない❽ _____ となる。

5 □□　急性期には、脳血流自動調節能が障害され病巣部に❾ _____ が生じる。
発症後数日で最大となり、著しい場合には❿ _____ をきたす。

3) 検査

1 □□　脳梗塞の確定・診断には**CT検査、MRI検査**を行う。❶ _____ では発症
から数時間で梗塞部位が描写されるため、❷ _____ に比べ早期診断に有
用である。梗塞部位はCTでは❸ _____ （黒く描出される）を示し、
MRIでは❹ _____ （白く描出される）を示す。

2 □□　**意識障害**の判定には、❺ _____ （JCS：3-3-9度方式）
（表1）や❻ _____ （GCS）（表2）が用いられる。

3 □□　JCS、GCSのうち、❼ _____ は数字が小さいほうが重症、❽ _____ は数字が大きいほうが重症である。

4) 治療

1 □□　発症❶ _____ **時間**以内の超急性期には、❷ _____ （**組織型プ
ラスミノーゲンアクチベータ：t-PA**）の静脈投与による治療が行われる。

2 □□　t-PA静注療法の適応でなかったり無効だった場合などでは、血管内治療である❸ _____ を行う。これは、デバイスを用いて血栓を直接的に除去、
回収する方法である。発症から8時間以内に行う

3 □□　急性期は、**抗凝固療法**、❹ _____ 、**抗血小板療法**、❺ _____ を、全身状態に合わせて組み合わせて行う。

Answer
2) 症状
解答順不同→❶〜❸
❶麻痺　❷感覚障害　❸意識障害
❹失語　❺失認　❻感覚性失語
❼ブローカ　❽運動性失語
❾脳浮腫　❿脳ヘルニア

3) 検査
❶MRI　❷CT
❸低吸収域　❹高信号域
❺ジャパン・コーマ・スケール
❻グラスゴー・コーマ・スケール
❼GCS　❽JCS

4) 治療
解答順不同→❹❺
❶4.5　❷血栓溶解薬
❸機械的血栓回収療法
❹脳保護療法　❺抗脳浮腫療法

表1　ジャパン・コーマ・スケール（JCS）

Ⅲ	刺激しても覚醒しない状態	300	痛み刺激に対してまったく反応しない
		200	痛み刺激に対して顔をしかめ、少し手足を動かす
		100	痛み刺激に対して払いのける動作をする
Ⅱ	刺激すると覚醒する状態（刺激を止めると眠る）	30	大きな声で呼びかけを繰り返し、身体を揺さぶる（痛み刺激を与える）と、かろうじて開眼する
		20	大きな声で呼びかけると開眼する
		10	普通の呼びかけで容易に開眼する
Ⅰ	刺激しなくても覚醒している状態	3	自分の名前・生年月日がわからない
		2	日付・場所・人がわからない（見当識障害がある）
		1	だいたい意識清明だが、どこかはっきりしない

表2　グラスゴー・コーマ・スケール（GCS）

項目	スコア	反応
開眼（E）(eye opening)	4	自発的に開眼する
	3	呼びかけにより開眼する
	2	痛み刺激により開眼する
	1	まったく開眼しない
最良言語反応（V）(best verbal response)	5	見当識あり
	4	混乱した会話
	3	混乱した言葉
	2	理解不明の音声
	1	まったくなし
最良運動反応（M）(best motor response)	6	命令に従う
	5	疼痛部を認識する
	4	痛みに対して逃避する
	3	異常屈曲
	2	伸展する
	1	まったくなし

E、V、Mの合計点が小さいほど重症

4□□　慢性期は再発予防のために、❻＿＿＿＿＿＿＿や**抗凝固療法**を行う。また、脳梗塞の危険因子である高血圧や糖尿病などの治療も行われる。

5□□　再発予防のための抗凝固療法では、❼＿＿＿＿＿＿＿や、近年開発された直接経口抗凝固薬（DOAC）が用いられる。

6□□　**ワルファリン**は、プロトロンビン時間国際標準化比（❽＿＿＿＿＿＿＿）を確認して投与量を調節する。DOACではその必要はない。

7□□　ワルファリンを服用している患者は❾＿＿＿＿＿＿＿の摂取を制限する必要がある。❿＿＿＿＿＿やクロレラ食品などを控える。

study! **ワルファリン**

ワルファリンはビタミンKに拮抗することでビタミンKが関与する血液凝固因子の産生を阻害している。そのため、ビタミンKを多く含む食品を摂取すると、その作用が減弱する。DOACではビタミンKの制限は必要ない。

Answer
4) 治療
❻抗血小板療法　❼ワルファリン
❽PT-INR　❾ビタミンK　❿納豆

Ⅱ 疾患ドリル

クモ膜下出血

1）病態

学習日　1回目　　　　2回目

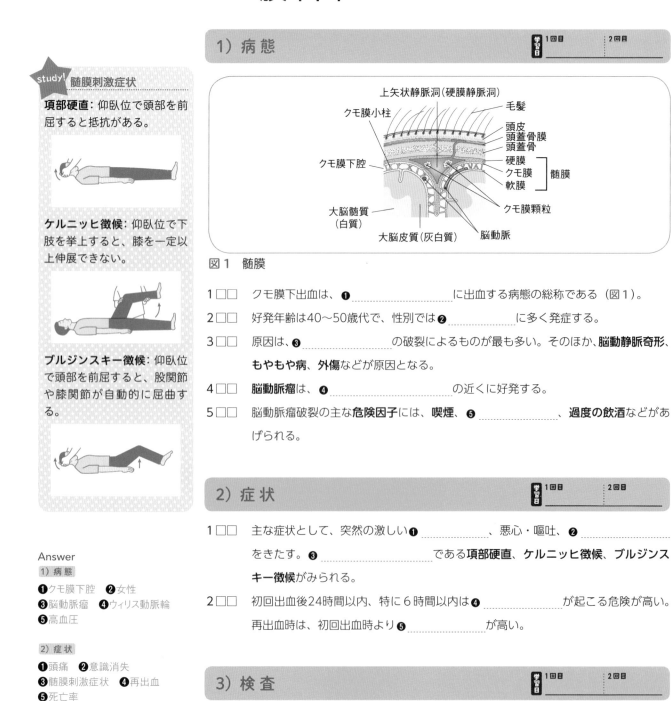

study! 髄膜刺激症状

項部硬直： 仰臥位で頭部を前屈すると抵抗がある。

ケルニッヒ徴候： 仰臥位で下肢を挙上すると、膝を一定以上伸展できない。

ブルジンスキー徴候： 仰臥位で頭部を前屈すると、股関節や膝関節が自動的に屈曲する。

図1　髄膜

1□□　クモ膜下出血は、❶＿＿＿＿＿＿＿＿＿に出血する病態の総称である（図1）。

2□□　好発年齢は40〜50歳代で、性別では❷＿＿＿＿＿に多く発症する。

3□□　原因は、❸＿＿＿＿＿＿＿の破裂によるものが最も多い。そのほか、**脳動静脈奇形、もやもや病、外傷**などが原因となる。

4□□　**脳動脈瘤**は、❹＿＿＿＿＿＿＿＿＿の近くに好発する。

5□□　脳動脈瘤破裂の主な**危険因子**には、**喫煙**、❺＿＿＿＿＿＿＿、**過度の飲酒**などがあげられる。

2）症状

学習日　1回目　　　　2回目

1□□　主な症状として、突然の激しい❶＿＿＿＿＿、悪心・嘔吐、❷＿＿＿＿＿＿をきたす。❸＿＿＿＿＿＿である**項部硬直、ケルニッヒ徴候、ブルジンスキー徴候**がみられる。

2□□　初回出血後24時間以内、特に6時間以内は❹＿＿＿＿＿が起こる危険が高い。再出血時は、初回出血時より❺＿＿＿＿＿が高い。

3）検査

学習日　1回目　　　　2回目

1□□　クモ膜下出血が疑われる場合は、❶＿＿＿＿＿＿＿を行う。脳底部のクモ膜下腔に**高吸収域**（❷＿＿＿＿＿っぽく写る）が認められる。

Answer

1）病態
❶クモ膜下腔　❷女性
❸脳動脈瘤　❹ウィリス動脈輪
❺高血圧

2）症状
❶頭痛　❷意識消失
❸髄膜刺激症状　❹再出血
❺死亡率

3）検査
❶頭部CT検査　❷白

2☐☐ CT検査で診断を確定できない場合、❸＿＿＿＿＿＿を行う。通常、❹＿＿＿＿＿により採取する。ただし、頭蓋内圧が亢進している場合は、❺＿＿＿＿＿をきたす可能性があるため、禁忌である。**腰椎穿刺**では、❻＿＿＿＿線を参考に、第❼＿＿＿＿腰椎間（または第3－4腰椎間）を穿刺する。

3☐☐ クモ膜下出血の**重症度分類**には、ハント・ヘス分類、❽＿＿＿＿（表1）、世界脳神経外科連合（WFNS）による分類がある。

表1 ハント・コスニック分類

グレード0	未破裂脳動脈瘤
グレードⅠ	無症候性か、最小限の頭痛および軽度の項部硬直をみる
グレードⅠa	急性の髄膜あるいは脳症状をみないが、固定した神経学的失調のみられるもの
グレードⅡ	中等度から重篤な頭痛、項部硬直をみるが、脳神経麻痺以外の神経学的失調はみられない
グレードⅢ	傾眠状態、錯乱状態、または軽度の巣症状を示すもの
グレードⅣ	昏迷状態で、中等度から重篤な片麻痺があり、早期除脳硬直および自律神経障害を伴うこともある
グレードⅤ	深昏睡状態で除脳硬直を示し、瀕死の様相を示すもの

付帯事項：重篤な全身疾患、例えば高血圧、糖尿病、著明な動脈硬化、慢性肺疾患、または脳血管撮影でみられる頭蓋内血管攣縮が著明な場合には、重症度を1段階悪い方に移す。

4）治療

1☐☐ 急性期では、再出血予防のため鎮静・鎮痛・降圧を図り、❶＿＿＿＿を維持する。

2☐☐ 再出血予防の手術療法には、**開頭手術**である❷＿＿＿や、血管内治療である❸＿＿＿がある。

3☐☐ 怒責は再出血につながる危険があるため、排便がみられない場合は、緩下薬などで排便をコントロールする。頭蓋内圧亢進をきたすおそれがあるため、❹＿＿＿は禁忌である。

4☐☐ クモ膜下出血後4～14日頃に❺＿＿＿が起こることがある。脳の血管が収縮して**脳虚血**が起こる。❻＿＿＿や意識障害などの局所神経症状を呈する。

5☐☐ 脳血管攣縮の予防には、**triple H療法**や❼＿＿＿による脳槽血腫除去、薬物投与などが行われる。triple H療法では、循環血液量増加（hypervolemia）、人為的高血圧（hypertension）、血液希釈（hemodilution）が行われる。

6☐☐ 慢性期合併症として、発症後数週～数か月後に❽＿＿＿が生じることがある。症状として、❾＿＿＿、尿失禁、歩行障害などをきたす。

7☐☐ 正常圧水頭症では、一般に❿＿＿＿（V-Pシャント術）を行う。

Answer
3）検査
❸髄液検査 ❹腰椎穿刺
❺脳ヘルニア ❻ヤコビー ❼4-5
❽ハント・コスニック分類

4）治療
❶安静
❷脳動脈瘤頸部クリッピング術
❸コイル塞栓術 ❹浣腸
❺脳血管攣縮 ❻片麻痺
❼脳槽ドレナージ
❽正常圧水頭症 ❾認知症
❿脳室腹腔短絡術

Ⅱ 疾患ドリル

脳腫瘍

1）病態・症状

学習日 1回目 _____ 2回目 _____

表1　脳実質外腫瘍と脳実質内腫瘍

	脳実質外腫瘍	脳実質内腫瘍
発生部位	頭皮／頭蓋骨／腫瘍／脳	腫瘍
病理所見	良性が多い	悪性が多い
増殖・進展様式	圧排性、境界は鮮明	浸潤性、境界は不鮮明
代表的な腫瘍	髄膜腫、下垂体腺腫、神経鞘腫	神経膠腫（グリオーマ）

study! 転移性脳腫瘍

転移性脳腫瘍の原発巣は、肺がん、乳がん、消化器がんが多い。

study! 両耳側半盲

左右とも耳側の視野（右眼では右側、左眼では左側）が見えなくなる。

1□□　脳腫瘍とは、❶ _____ に発生する**腫瘍**で、由来する組織によって❷ _____ 腫瘍と❸ _____ 腫瘍に分けられる（表1）。

2□□　脳腫瘍では腫瘍の部位によって様々な症状が現れるが、❹ _____ や❺ _____ 、片麻痺、失語症などを呈する。

3□□　❻ _____ 腺腫は、腺腫がホルモンを産生する機能性腺腫と産生しない非機能性腺腫に分けられる。機能性腺腫のプロラクチン産生腺腫では無月経や❼ _____ 分泌症候群、成長ホルモン産生腺腫では❽ _____ 、副腎皮質刺激ホルモン産生腺腫では❾ _____ をきたす。

4□□　下垂体腺腫で腫瘍が❿ _____ を圧迫すると**両耳側半盲**をきたす。

2）検査・治療

学習日 1回目 _____ 2回目 _____

1□□　**悪性腫瘍**は手術療法による腫瘍摘出を第一選択として、❶ _____ や化学療法、免疫療法を併用することが多い。放射線療法では、通常照射のほか、**ガンマナイフ**による❷ _____ 放射線療法も行われている。

2□□　下垂体腺腫の手術では、❸ _____ が行われる。術後は、**抗利尿ホルモン**分泌障害による❹ _____ に注意する。

3□□　頭蓋内圧亢進に対しては、❺ _____ （マンニトール、グリセロール）や副腎皮質ステロイド薬などが投与される。

Answer

1）病態・症状

解答順不同→❷❸、❹❺

❶頭蓋内　❷脳実質外
❸脳実質内　❹頭蓋内圧亢進症状
❺痙攣発作　❻下垂体　❼乳汁
❽先端巨大症　❾クッシング病
❿視神経交叉

2）検査・治療

❶放射線療法　❷定位
❸経蝶形骨洞下垂体腺腫摘出術
❹尿崩症　❺浸透圧利尿薬

Ⅱ 疾患ドリル

認知症

1）病態・症状

学習日　1回目　　　　2回目

1□□　認知症とは、脳の器質的な障害によりいったん正常に発達した❶＿＿＿＿＿が低下し、社会生活を送るのに様々な支障が生じる状態をいう。

2□□　認知症の種類として、❷＿＿＿＿＿＿＿＿認知症や❸＿＿＿＿＿＿認知症、❹＿＿＿＿＿＿**認知症、前頭側頭型認知症**などがある。

3□□　脳血管性認知症は、❺＿＿＿＿＿＿＿＿によって起こる認知症をいう。

4□□　アルツハイマー型認知症の病理変化では、脳での❻＿＿＿＿＿＿の形成と❼＿＿＿＿＿が特徴である。CTやMRIでは、**海馬や大脳皮質**の**萎縮**がみられる。

5□□　認知症の❽＿＿＿＿**症状**として、❾＿＿＿＿＿＿、❿＿＿＿＿＿＿、失語・失行・失認、遂行機能障害がみられる。

6□□　**記憶障害**では特に⓫＿＿＿＿＿＿が障害され、長期記憶は比較的保たれる。

7□□　アルツハイマー型認知症の**見当識障害**は、一般に⓬＿＿＿＿＿→場所→⓭＿＿＿＿＿の順で障害される。

8□□　中核症状のほか、不眠、幻覚・妄想、暴力、徘徊などの⓮＿＿＿＿＿（BPSD）が現れる。中核症状よりも個人差が大きい。

9□□　アルツハイマー型認知症の末期では、⓯＿＿＿＿＿＿が顕著で、最終的には無言や⓰＿＿＿＿＿＿の状態となる。

10□□　脳血管性認知症は、一部の認知機能は侵されるが、ほかの機能は保たれる⓱＿＿＿＿＿とよばれる状態を呈する。また、些細なことで泣いたり笑ったり怒ったりする⓲＿＿＿＿＿も特徴的である。

11□□　レビー小体型認知症は、大脳皮質など広汎に⓳＿＿＿＿＿＿とよばれる物質が蓄積し、認知症や⓴＿＿＿＿＿＿症状を呈する。

study! **前頭側頭型認知症**

前頭側頭型認知症は、人格変化や行動異常を特徴とする。

study! **認知機能検査**

HDS-R：30点満点で、20点以下で認知機能の低下（認知症の疑い）とする。
MMSE：30点満点で、23点以下で認知機能の低下（認知症の疑い）とする。

2）検査・治療

学習日　1回目　　　　2回目

1□□　アルツハイマー型認知症では、頭部CTやMRIで脳の❶＿＿＿＿＿がみられる。

2□□　**認知機能の検査**には、❷＿＿＿＿＿＿＿＿＿＿（HDS-R）や❸＿＿＿＿＿＿＿（ミニメンタルステート検査）などが用いられる。

3□□　アルツハイマー型認知症では、❹＿＿＿＿＿＿**阻害薬やNMDA受容体拮抗薬**による❺＿＿＿＿＿＿が行われる。

Answer

1）病態・症状

解答順不同→❷～❹、❾❿

❶知的機能　❷アルツハイマー型
❸脳血管性　❹レビー小体型
❺脳血管障害　❻老人斑
❼神経原線維変化　❽中核
❾記憶障害　❿見当識障害
⓫短期記憶　⓬時間　⓭人物
⓮行動・心理症状　⓯人格崩壊
⓰寝たきり　⓱まだら認知症
⓲感情失禁　⓳レビー小体
⓴パーキンソン

2）検査・治療

❶萎縮
❷改訂版長谷川式簡易知能評価スケール
❸MMSE　❹コリンエステラーゼ
❺薬物療法

Ⅱ 疾患ドリル

パーキンソン病

study! **4大症状**

study! **4大症状**

安静時振戦：じっとしているときに手足が震える。初発症状となることが多い。
筋強剛（固縮）：筋肉が固くなる、こわばる。
無動・寡動：動作が乏しくなったり、ゆっくりになる。
姿勢反射障害：体勢が変化したときに姿勢を立て直す機能が障害される。

study! **歩行の援助**

すくみ足は、床に線を引いたりする視覚的な補助や、声掛けやメトロノームでリズムをとるなどの聴覚的な補助があると、歩きやすくなる。

1) 病態・症状

1□□　パーキンソン病は、中脳の❶＿＿＿＿＿にあるドパミン作動性神経細胞が変性して❷＿＿＿＿＿が減少することで様々な運動症状をきたす、進行性の**神経変性疾患**である。好発年齢は❸＿＿＿＿＿歳で、男女差はほとんどない。

2□□　4大症状は❹＿＿＿＿＿、❺＿＿＿＿＿（固縮）、**無動・寡動**、❻＿＿＿＿＿**障害**である。筋強剛には、ガクガクと断続的に抵抗を感じる歯車現象と、持続的に抵抗を感じる鉛管現象がある。はじめは片側から症状が出現するが、次第に反対側にも現れることが多い。

3□□　歩行障害として、一歩目が出にくい❼＿＿＿＿＿や**突進現象**、**加速歩行**などがみられる。姿勢反射障害や歩行障害などにより❽＿＿＿＿＿しやすい。

4□□　**自律神経障害**として、❾＿＿＿＿＿、**排尿障害**、**起立性低血圧**などがみられる。

5□□　経過とともに顔面の表情が乏しくなる❿＿＿＿＿がみられる。

2) 検査・治療

1□□　重症度を示す指標として、❶＿＿＿＿＿（表1）や、**生活機能障害度**（表2）がある。ホーン-ヤール重症度分類で❷＿＿＿＿＿度以上かつ生活機能障害度2度以上で、指定難病に対する医療費助成の対象となる。

2□□　不足する❸＿＿＿＿＿を補うのが治療の基本で、❹＿＿＿＿＿（レボドパ）、ドパミンアゴニストを中心とした**薬物療法**を行う。抗コリン薬も用いられる。

3□□　長期の薬物療法により、薬剤の効果が短縮する❺＿＿＿＿＿、症状が良くなったり急に悪くなったりする❻＿＿＿＿＿、四肢や口部などが不随意に動いてしまう❼＿＿＿＿＿などが起こる。

Answer

1) 病態・症状

❶黒質　❷ドパミン　❸50～60
❹安静時振戦　❺筋強剛
❻姿勢反射　❼すくみ足
❽転倒　❾便秘　❿仮面様顔貌

2) 検査・治療

❶ホーン-ヤール重症度分類
❷Ⅲ　❸ドパミン　❹L-ドパ
❺ウェアリング・オフ現象
❻オン・オフ現象　❼ジスキネジア

表1　ホーン-ヤール重症度分類

Ⅰ度	症状は一側のみ、機能障害はないか、あっても軽度
Ⅱ度	症状は両側性、姿勢保持障害はない。日常生活や職業に多少の不便がある
Ⅲ度	姿勢保持障害がみられる。機能障害は軽度～中度であるが、自力での日常生活は可能
Ⅳ度	支えられずに立つ・歩くはどうにか可能であるが、機能障害は重度で、日常生活に介助が必要
Ⅴ度	立つことは不可能、ベッド上生活や車椅子生活

表2　生活機能障害度

1度	日常生活、通院にほとんど介助を要さない
2度	日常生活、通院に介助を要する
3度	日常生活に全面的な介助を要し、歩行、起立不能

Ⅱ 疾 患 ド リ ル

筋萎縮性側索硬化症（ALS）

1）病態・症状

学習日　1回目 _____　2回目 _____

1 □□　筋萎縮性側索硬化症（amyotrophic lateral sclerosis；ALS）は、❶ _____、❷ _____ がともに変性し、全身の**筋力低下・筋萎縮**が進行する**神経変性疾患**である。

2 □□　40～60歳代に発症することが多く、男女比では❸ _____ に多い。

3 □□　初発症状としては、上肢の末梢、特に手指筋の❹ _____ から始まることが多い。進行すると、全身の**筋萎縮**をきたすようになる。

4 □□　**球麻痺**症状として、❺ _____、構音障害、**舌の萎縮**などがみられる。

5 □□　腱反射が亢進し、❻ _____ などの病的反射が陽性となる。

6 □□　**バビンスキー徴候**は、先のとがったもので足底外側部を踵から足先に向けて擦った場合に、母指が❼ _____ し、ほかの指が外側に開くことをいう。

7 □□　感覚神経は残存しているため、褥瘡、膀胱直腸障害は起こらない。また、❽ _____ 神経の運動神経線維は保たれるため、外眼筋麻痺が起こることはなく眼球運動は保たれる。これらを❾ _____ という。

8 □□　**呼吸筋の麻痺**により呼吸不全をきたす。自発呼吸ができなくなり、❿ _____ での**呼吸管理**が必要となる。人工呼吸器を用いなければ、初発症状出現から3～5年で死に至る。

2）検査・治療

学習日　1回目 _____　2回目 _____

1 □□　❶ _____ において高振幅電位がみられる。

2 □□　診断には、臨床症状、神経学的所見、検査所見による判定のほか、ALS類似疾患の❷ _____ が必要である。

3 □□　現在のところ、根本的治療法はなく、❸ _____ 療法を行うのみである。僅かであるが生存期間を延長する薬剤としてリルゾールがある。また、下肢に装着して歩行機能の回復を図るための新しい医療機器として、ロボットスーツHAL（Hybrid Assistive Lim）が用いられることもある。

4 □□　症状の進展により意思表出が困難となるため、❹ _____ やコンピューター機器などを用いて**コミュニケーション**の支援を行う。

5 □□　食事の経口摂取が難しくなった場合、❺ _____ を造設することもある。

---

study! **運動ニューロン**

上位運動ニューロン：大脳皮質運動野から脳幹・脊髄までを連絡する神経
下位運動ニューロン：脳幹・脊髄から筋までを連絡する神経

study! **球麻痺**

舌や咽頭の筋を支配する下位運動ニューロンは延髄にある。解剖学で延髄を「球」とよぶことがあるため、舌や咽頭の筋の不全を「球麻痺」という。

かおりん point **リルゾール**

ALSの原因についての仮説の一つに、グルタミン酸が過剰に分泌されることで運動ニューロンの興奮が持続して死滅するという説があります（グルタミン酸過剰説）。リルゾールはグルタミン酸の神経毒性を抑制するとされます。

Answer

1）病態・症状

解答順不同→❶❷
❶上位運動ニューロン
❷下位運動ニューロン　❸男性
❹筋力低下　❺嚥下障害
❻バビンスキー徴候　❼背屈
❽動眼　❾陰性症状
❿人工呼吸器

2）検査・治療

❶筋電図　❷除外診断　❸対症
❹文字盤　❺胃瘻

Answer
重症筋無力症
❶アセチルコリン　❷複視
❸眼筋型　❹全身型　❺午前
❻午後
❼コリンエステラーゼ阻害薬
❽胸腺　❾クリーゼ
❿コリン作動性

Ⅱ 疾患ドリル

重症筋無力症

学習日　1回目　2回目

1□□　重症筋無力症は、**神経筋接合部**において❶＿＿＿＿＿＿＿＿受容体に対する自己抗体が生じる**自己免疫疾患**で、自己抗体により神経筋伝達が障害され**筋力低下**をきたす。

2□□　初発症状として、❷＿＿＿＿＿＿、**眼瞼下垂**などが起こりやすい。筋力低下が眼筋にとどまる❸＿＿＿＿＿＿、全身に及ぶ❹＿＿＿＿＿＿がある。後者では**嚥下障害、構音障害、咀嚼障害**がみられることもある。重症例では**呼吸筋麻痺**を生じる。筋力低下は、❺＿＿＿＿＿＿に軽く、❻＿＿＿＿＿＿に症状が強くなる**日内変動**がみられる。

3□□　治療では、❼＿＿＿＿＿＿＿＿＿＿が用いられる。アセチルコリンを分解するコリンエステラーゼという酵素のはたらきを阻害してアセチルコリンの作用を増強させる。

4□□　全身型では、❽＿＿＿＿＿＿摘出術を実施する。

5□□　急速な筋力低下や呼吸困難を生じる❾＿＿＿＿＿＿をきたすことがある。これには、感染や疲労などが要因となる**筋無力性クリーゼ**と、コリンエステラーゼ阻害薬による❿＿＿＿＿＿＿**クリーゼ**がある。

筋ジストロフィー

学習日　1回目　2回目

1□□　筋ジストロフィーは、**進行性**の骨格筋の変性・壊死と❶＿＿＿＿＿＿を主徴とする遺伝性疾患である。

2□□　筋萎縮の分布と遺伝形式から、❷＿＿＿＿＿＿、**ベッカー型、肢帯型、顔面肩甲上腕型**などに分類される。❸＿＿＿＿＿＿が最も頻度が高い。

3□□　デュシェンヌ型は**X連鎖劣性遺伝**で、性別では❹＿＿＿＿＿＿のみに生じる。2～4歳頃に、❺＿＿＿＿＿＿開始の遅れや転びやすさなどで気づかれる。臥位から立位への特異な立ち方である❻＿＿＿＿＿＿（**ガワーズ徴候**）や**腓腹筋の仮性肥大**なども呈すようになる。

4□□　❼＿＿＿＿＿＿型はX連鎖劣性遺伝で男性のみ、肢帯型は常染色体優性/劣性遺伝で男女とも、顔面肩甲上腕型は常染色体優性遺伝で男女ともに生じる。

5□□　デュシェンヌ型では、機能障害の軽減のため、❽＿＿＿＿＿＿などを用いて変形を防ぐ。また、関節拘縮予防のための理学療法も行われる。

Answer
筋ジストロフィー
❶筋力低下　❷デュシェンヌ型
❸デュシェンヌ型　❹男性　❺歩行
❻登攀性起立　❼ベッカー
❽補助装具

Ⅲ 復習○×問題

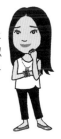

「解剖生理ドリル」と「疾患ドリル」で学習した内容が理解できているか、○×問題に答えて確認しましょう！　発展問題も含まれていますのでチャレンジしてみてください。

Q 次の問題に○または×で答えてください。

□□□ ❶ 神経細胞の樹状突起はほかの細胞へ信号を出力する。○×

□□□ ❷ 大脳の表面は大脳皮質とよばれ、白質からなる。○×

□□□ ❸ 中脳は、対光反射や輻輳反射などの瞳孔反射を司る。○×

□□□ ❹ 運動神経（線維）は、脊髄の後根を通る。○×

□□□ ❺ 交感神経優位のとき、消化液の分泌は減少する。○×

□□□ ❻ 内頸動脈は脳内で一本の脳底動脈となる。○×

□□□ ❼ ジャパン・コーマ・スケールのⅡでは刺激をすれば覚醒する。○×

□□□ ❽ ラクナ梗塞は粥状硬化により脳の太い動脈が閉塞する。○×

□□□ ❾ 脳梗塞の病巣はCTでは白く描出される。○×

□□□ ❿ 抗凝固薬のワルファリンはビタミンDのはたらきを阻害する。○×

□□□ ⓫ クモ膜下出血は、髄膜のうちのクモ膜と軟膜の間に出血する。○×

□□□ ⓬ クモ膜下出血をCTで診断できない場合、骨髄穿刺で検査する。○×

□□□ ⓭ 脳腫瘍のうち脳実質外腫瘍は良性のことが多い。○×

□□□ ⓮ パーキンソン病は、神経伝達物質のセロトニンが不足して生じる。○×

□□□ ⓯ レボドパの長期投与で、徐々に薬剤の効く時間が短縮してくることがある。○×

□□□ ⓰ 筋萎縮性側索硬化症では容易に褥瘡をきたす。○×

□□□ ⓱ 認知症の記憶障害では長期記憶よりも短期記憶が障害される。○×

□□□ ⓲ アルツハイマー型認知症では、すぐに泣き笑いする感情失禁がみられやすい。○×

□□□ ⓳ 重症筋無力症の発症には自己抗体の産生が関与する。○×

□□□ ⓴ デュシェンヌ型筋ジストロフィーは常染色体優性遺伝である。○×

A

❶×樹状突起はほかの細胞からの信号を受け取る ❷×大脳皮質は灰白質からなる ❸○ ❹×運動神経（線維）は前根を通る ❺○消化管の活動は副交感神経優位のときに促進される ❻×脳底動脈となるのは左右の椎骨動脈 ❼○Ⅰは刺激なしで覚醒、Ⅲは刺激しても覚醒しない ❽×ラクナ梗塞は脳の細い動脈（穿通枝動脈）が閉塞するもの ❾×CTでは梗塞巣は低吸収域となり黒く描出される ❿×ワルファリンはビタミンKのはたらきを阻害して血液の凝固を防ぐ ⓫○クモ膜と軟膜の間のクモ膜下腔に出血する ⓬×腰椎穿刺で髄液を採取して検査する ⓭○脳実質内腫瘍に悪性が多い ⓮×ドパミンの不足が原因である ⓯○ウェアリング・オフ現象が生じてくる ⓰×褥瘡は生じにくいとされる ⓱○ ⓲×感情失禁は脳血管性認知症でみられやすい ⓳○アセチルコリン受容体への自己抗体産生により神経筋伝達が障害される ⓴×X連鎖劣性遺伝で、男性のみに発症する

Ⅳ 力だめし国試問題

ここまでの知識を踏まえて国試問題にトライしてみましょう！ 選択肢ひとつずつについて、正否の根拠・理由まで考えてみてください。

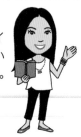

（1）下垂体腺腫について正しいのはどれか。
pituitary adenoma

1．褐色細胞腫が最も多い。
　　pheochromocytoma

2．トルコ鞍の狭小化を認める。

3．典型的な視野障害として同名半盲がある。

4．代表的な外科治療として経鼻的な経蝶形骨洞法による下垂体切除術がある。

（1）解答　4

× 1：褐色細胞腫は副腎髄質の腫瘍で、カテコールアミンの過剰分泌が起こる。

× 2：腫瘍が大きい場合、頭部単純X線にてトルコ鞍の拡大がみられる。

× 3：腫瘍により視神経の視交叉が圧迫されることで、両耳側半盲をきたす。

○ 4：治療の第一選択は経蝶形骨洞下垂体腺腫摘出術である。

（2）Parkinson〈パーキンソン〉病の症状について正しいのはどれか。
Parkinson's disease

1．満月様顔貌になる。

2．腕を振らずに歩く。

3．後ろに反り返って歩く。

4．頭を左右に大きく振る。

（2）解答　2

× 1：パーキンソン病では仮面様顔貌がみられる。満月様顔貌は副腎皮質ステロイド薬の副作用の一つである。

○ 2：パーキンソン病の歩行障害には、小刻み歩行、すくみ足、突進現象などがあり、歩行時の腕の振りがみられなくなる。

× 3：パーキンソン病では前傾姿勢になる。

× 4：頭を左右に大きく振る現象はみられない。

（3）筋萎縮性側索硬化症の患者に特徴的な症状はどれか。

1．皮膚感覚の鈍麻

2．睡眠時の尿失禁

3．記憶の著明な減退

4．嚥下した液体の鼻孔への逆流

（3）解答　4

× 1：錐体路障害による運動障害が主で、感覚障害はみられない。

× 2：膀胱直腸障害はないので、尿意はある。

× 3：記憶に著明な影響はみられない。

○ 4：咽頭筋や口蓋筋に萎縮が生じ、構音障害や嚥下障害が起こる。そのため、摂取した液体が嚥下できず、鼻孔へ逆流することがある。

（4）Alzheimer〈アルツハイマー〉病で正しいのはどれか。
Alzheimer disease

1．基礎疾患として高血圧症が多い。
　　hypertension

2．初期には記銘力障害はみられない。

3．アミロイドβタンパクが蓄積する。

4．MRI所見では前頭葉の萎縮が特徴的である。

（4）解答　3

× 1：基礎疾患は特になく、原因不明である。

× 2：初期には、記銘力の障害で発症する。

○ 3：アルツハイマー病は、アミロイドβタンパクが蓄積することにより発症すると考えられている。

× 4：MRI検査やCT検査では、大脳、特に記憶に関連する海馬を中心とした側頭葉の萎縮を認める。

第 8 章

運動器

かおりん advice この章では
つぎのポイントについて
理解を深めていきましょう！

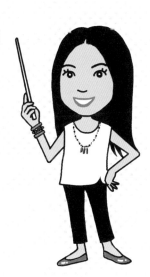

- ☑ 骨の構造と機能は？
- ☑ 各関節と関連する筋肉の名称は？
- ☑ 骨折の発生原因と好発部位は？
- ☑ 脊髄損傷の損傷部位と残存機能の関連は？
- ☑ 人工関節置換術後に注意することは？

I 解剖生理ドリル

1）骨の構造と機能（図1）

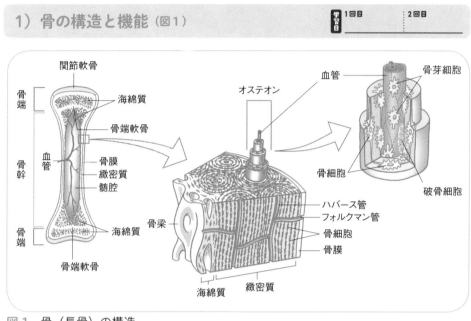

図1　骨（長骨）の構造

1□□　全身には約200個の骨がある。骨の種類として、長骨、短骨、扁平骨、種子骨などがある。長骨の場合、骨の両端を❶＿＿＿＿＿＿＿、中央部を❷＿＿＿＿＿＿＿という。骨の表面は**骨膜**に覆われ、内部は**造血**が行われる❸＿＿＿＿＿＿＿で満たされている。

2□□　**骨質**は、❹＿＿＿＿＿＿＿と❺＿＿＿＿＿＿＿からなる。

3□□　**緻密質**は骨の表面の側にあり、同心円状の**骨層板**が集まって構成されている。骨層板には血管や神経の走る❻＿＿＿＿＿＿＿があり、これと交差する❼＿＿＿＿＿＿＿が骨膜から血管を運ぶ。

4□□　骨では、❽＿＿＿＿＿＿＿により**骨形成**がなされ、❾＿＿＿＿＿＿＿により**骨吸収**がなされている。骨形成と骨吸収による骨の再構築を**リモデリング**という。

5□□　骨には、体内のほとんどの❿＿＿＿＿＿＿が貯蔵されており、血中の濃度の調節に関与している。

6□□　人体を形づくる**骨格**は、⓫＿＿＿＿＿＿＿、体幹骨（脊柱、胸郭）、上肢骨、⓬＿＿＿＿＿＿＿からなる（図2）。

7□□　**脊柱**は、⓭＿＿＿＿＿＿＿7個、⓮＿＿＿＿＿＿＿12個、⓯＿＿＿＿＿＿＿5個、仙椎5個（癒合して**仙骨**）、尾椎3〜5個（癒合して**尾骨**）からなる（図2）。

8□□　脊柱のはたらきは、身体の保持、体幹の運動、⓰＿＿＿＿＿＿＿の保護である。

かおりん
point 骨形成・骨吸収

骨形成は新しい骨がつくられること、骨吸収は古くなった骨が壊されることをいいます。ふだん骨は変化がないように思えますが、骨形成と骨吸収を繰り返しています。

Answer
1）骨の構造と機能
解答順不同→❹❺、⓫⓬
❶骨端　❷骨幹　❸骨髄
❹緻密質　❺海綿質
❻ハバース管　❼フォルクマン管
❽骨芽細胞　❾破骨細胞
❿カルシウム　⓫頭蓋骨　⓬下肢骨
⓭頸椎　⓮胸椎　⓯腰椎　⓰脊髄

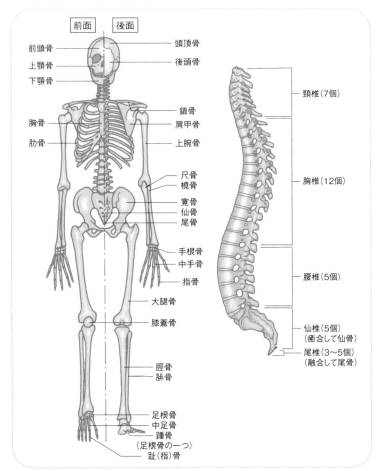

図2 全身の骨格

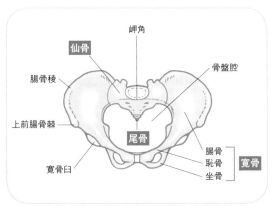

図3 骨盤の構造（上面）

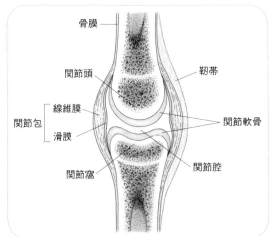

図4 関節の構造

9□□ 胸郭は、**⑰** ＿＿＿＿＿＿、**肋骨**、**胸椎**で構成され、肺や心臓を保護している。肋骨は**⑱** ＿＿＿＿対あり、後面で胸椎と関節する。

10□□ 骨盤は、左右の**⑲** ＿＿＿＿＿と**仙骨**および**尾骨**より構成される。形態には男女差がみられ、骨盤腔は男性では狭く深く、女性では広く浅い形をしている（図3）。

2）関節の構造と機能（図4）

学習日　1回目　＿＿＿　2回目　＿＿＿

1□□ 2つ以上の骨が**連結**する部分を**❶** ＿＿＿＿＿という。これにより様々な運動が可能となる。関節で相対する骨の端は**❷** ＿＿＿＿＿で覆われている。関節の周囲は、**❸** ＿＿＿＿＿という膜に包まれる。

2□□ **関節包**の内側は**❹** ＿＿＿＿＿に覆われている。ここでは、**❺** ＿＿＿＿＿が産生され、**関節腔**を満たしている。関節包の外側には**❻** ＿＿＿＿＿があり、関節を補強して安定性を与えている。

3□□ 関節には、形態の違いから、**❼** ＿＿＿＿＿、**❽** ＿＿＿＿＿、楕円関節、鞍関節、球関節などの種類がある（図5）。

★study! **関節の種類**

蝶番関節：肘関節（腕尺関節）、膝関節など
車軸関節：上・下橈尺関節、正中環軸関節（第1・第2頸椎）など
球関節：肩関節、股関節など

Answer
1）骨の構造と機能
⑰胸骨　⑱12　⑲寛骨

Answer
2）関節の構造と機能
解答順不同→❼❽
❶関節　❷関節軟骨
❸関節包　❹滑膜　❺関節液
❻靭帯　❼蝶番関節　❽車軸関節

4□□　頚椎の第一頚椎（❾＿＿＿＿＿＿）と第二頚椎（❿＿＿＿＿＿＿＿）の関節を**環軸関節**といい、車軸関節をなす。

3）筋の構造と機能（図6）

学習日　1回目　　2回目

1□□　筋組織には、❶＿＿＿＿＿＿＿、心筋、平滑筋の3種がある。前2者は**縞模様**がみられる❷＿＿＿＿＿＿をもつ。

2□□　骨格筋は自分の意思で収縮できる❸＿＿＿＿＿＿、心筋・平滑筋は自分の意思で収縮できない❹＿＿＿＿＿＿である。

3□□　❺＿＿＿＿＿＿は一般に、関節を越えて2骨に付着する。これが**収縮・弛緩**することで関節に運動が起こる（表1）。

4□□　骨格筋の**起始部**を❻＿＿＿＿＿＿、**停止部**を❼＿＿＿＿＿＿、中間部を筋腹という。起始部と停止部は、多くの場合❽＿＿＿＿＿となって骨に付着する（図7）。

5□□　筋の収縮は、筋小胞体からのカルシウムイオン（Ca^{2+}）の放出から始まり、筋線維を形成する❾＿＿＿＿＿＿フィラメントが❿＿＿＿＿＿＿フィラメントの間に滑り込むことによって起こる。

Answer

2）関節の構造と機能
❾環椎　❿軸椎

3）筋の構造と機能
❶骨格筋　❷横紋　❸随意筋
❹不随意筋　❺骨格筋
❻筋頭　❼筋尾　❽腱
❾アクチン　❿ミオシン

表1　関節の動きと関連する筋

関節	動き	収縮する筋
肘関節	屈曲	上腕二頭筋
	伸展	上腕三頭筋
股関節	外転	中殿筋、小殿筋
	内転	内転筋群
	屈曲	腸腰筋（大腰筋、小腰筋、腸骨筋）
	伸展	大殿筋
膝関節	屈曲	大腿二頭筋
	伸展	大腿四頭筋
足部	背屈	前脛骨筋
	底屈	下腿三頭筋（腓腹筋、ヒラメ筋）

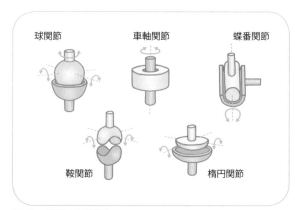

図5　関節の種類

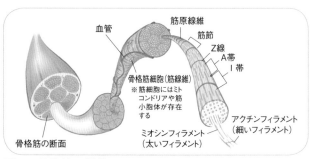

図6　骨格筋の構造

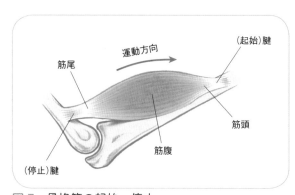

図7　骨格筋の起始・停止

Ⅱ 疾患ドリル

骨折

1) 骨折総論

学習日 1回目　2回目

1 □□　骨折は原因により、外力によって生じる❶＿＿＿＿＿＿骨折、軽微な外力が同一箇所に繰り返し加わることによる❷＿＿＿＿＿骨折、病的欠陥のある骨にわずかな外力が加わって起こる❸＿＿＿＿骨折に分類される。

2 □□　また、骨折は外部との交通がない❹＿＿＿＿骨折（**単純骨折**）と、外部との交通がある❺＿＿＿骨折（**複雑骨折**）に分けられる。

3 □□　骨折の症状として、局所的には、❻＿＿＿＿＿＿、**疼痛、変形**などがあり、全身症状としては、❼＿＿＿＿＿などがある。

4 □□　**開放骨折**では、外部と創部が交通しているため、❽＿＿＿＿＿＿の危険性が高い。受傷後❾＿＿＿＿時間の損傷治癒の黄金時間（ゴールデンタイム）とよばれる時間までに十分な洗浄と必要に応じて❿＿＿＿＿＿＿＿（創縁切除）を行えば、化膿性感染や骨髄炎の防止が期待できるとされる。

2) 大腿骨近位部骨折

学習日 1回目　2回目

1 □□　大腿骨近位部骨折は、❶＿＿＿＿＿＿＿（大腿骨頸部より内側の骨折）と**大腿骨転子部骨折**（大腿骨頸部より外側の骨折）に分類される。

2 □□　大腿骨近位部骨折は❷＿＿＿＿＿に多く、原因として❸＿＿＿＿＿＿がある。

3 □□　大腿骨頸部骨折では、起立・歩行が不能となり患肢は❹＿＿＿＿＿する。**骨癒合の遷延**や**偽関節**を生じやすく、❺＿＿＿＿＿＿を起こしやすい。

4 □□　大腿骨頸部骨折（内側骨折）では、骨癒合が難しいことから❻＿＿＿＿＿が行われることが多い。転子部骨折（外側骨折）では、血行が豊富で骨癒合が得られやすいため観血的❼＿＿＿＿＿が行われることが多い。

3) 上腕骨顆上骨折

学習日 1回目　2回目

1 □□　**小児**に多い骨折に、肘の過度の伸展で起こる❶＿＿＿＿＿＿がある。不可逆的な重大な合併症として❷＿＿＿＿＿＿＿＿が起こりうる。

2 □□　フォルクマン拘縮は、骨折部の内出血や腫脹などによる**血行障害**によって前腕筋群の❸＿＿＿＿＿や神経麻痺が生じる**阻血性拘縮**である。5Pの徴候に注意する。

かおりんpoint 骨折の固定

骨折を外固定するときは、原則として2つの関節をまたいで固定します。ギプスでの固定が行われることが多いです。

study! フォルクマン拘縮の5P

疼痛（pain）、蒼白（pallor）、知覚異常（paresthesia）、運動麻痺（paralysis）、脈拍消失（pulselessness）

Answer

1) 骨折総論
❶外傷性　❷疲労　❸病的
❹閉鎖　❺開放　❻腫脹
❼ショック　❽感染　❾6〜8
❿デブリードマン

2) 大腿骨近位部骨折
❶大腿骨頸部骨折　❷高齢者
❸転倒　❹短縮　❺大腿骨頭壊死
❻人工骨頭置換術　❼骨接合術

3) 上腕骨顆上骨折
❶上腕骨顆上骨折
❷フォルクマン拘縮　❸壊死

Ⅱ 疾患ドリル

脊髄損傷

1) 病態・症状 (表1)

study! **脊髄損傷の原因**

原因は外傷がほとんどで、交通事故によるものが最も多く、ほか、高所転落、スポーツ外傷などがある。

1 □□　脊髄損傷は、何らかの**外力**によって ❶ ＿＿＿＿＿＿ が損傷を受け、損傷部以下の運動神経、感覚神経、反射神経、自律神経などに様々な障害が生じるものである。

2 □□　脊髄損傷の急性期には**弛緩性麻痺**（❷ ＿＿＿＿＿＿）となり、損傷部位以下は運動機能、感覚機能、脊髄反射のすべてが消失することがある。

3 □□　麻痺は、損傷の程度によって随意運動が不可能な ❸ ＿＿＿＿＿＿ と、ある程度可能な ❹ ＿＿＿＿＿＿ に分けられる。通常、**頸髄損傷**では ❺ ＿＿＿＿＿＿、**胸髄・腰髄損傷**では両下肢の対麻痺となる。

2) 検査・治療

Answer
1) 病態・症状
❶脊髄　❷脊髄ショック
❸完全麻痺　❹不完全麻痺
❺四肢麻痺

2) 検査・治療
❶脊髄浮腫　❷安静　❸直達牽引
❹気管挿管　❺呼吸

1 □□　急性期には、❶ ＿＿＿＿＿＿ の予防・治療のため**副腎皮質ステロイド薬**の大量療法が行われる。また、麻痺の拡大や悪化を防ぐため、脊椎の ❷ ＿＿＿＿＿＿ を図る。脱臼や脊髄の圧迫が認められれば、緊急に ❸ ＿＿＿＿＿＿ などで**整復**を図る。

2 □□　呼吸障害が生じている場合は、酸素吸入や ❹ ＿＿＿＿＿＿、人工呼吸器などで ❺ ＿＿＿＿＿＿ **管理**を行う。

表1　脊髄完全損傷における残存レベルの目安

運動レベル	主な機能残存筋	日常生活の目安
C1 ～ C3（第1～第3頸髄）	胸鎖乳突筋、僧帽筋	全介助、人工呼吸器使用
C4（第4頸髄）	横隔膜	全介助、食事は装具を用いて一部可能（首の運動が可能）、腹式呼吸が可能
C5（第5頸髄）	三角筋、上腕二頭筋	装具・補助具を用いて食事、整容が可能。電動車椅子、平地での車椅子駆動が可能
C6（第6頸髄）	橈側手根伸筋	手首の背屈ができる。更衣、自己導尿、ベッドと車椅子の移乗、車椅子駆動が可能
C7（第7頸髄）	上腕三頭筋、指伸筋	日常生活は一部介助～ほぼ自立、起き上がりやプッシュアップが可能
C8（第8頸髄）	指屈筋群、手内筋	普通型車椅子で ADL 自立
T1（第1胸髄）	手指固有筋	上肢の機能障害はない（四肢麻痺→対麻痺のライン）。
T6（第6胸髄）	上位肋間筋	かなりの呼吸機能が残存。体幹のコントロールやや可能。自律神経過反射はなくなる。有効な胸式呼吸ができる。
T12（第12胸髄）	腹筋群	長下肢装具と杖でなんとか歩行が可能。実用には車椅子を用いる。
L1（第1腰髄）	股内転筋、屈筋	股関節の内転・屈曲ができ、長下肢装具と杖でかなり歩ける。
L3 ～ L4（第3～第4腰髄）	大腿四頭筋	膝の伸展ができ、短下肢装具と杖で実用歩行が可能
S4（第4仙髄）		下肢筋の障害はなし。歩行可能

Ⅱ 疾患ドリル

変形性関節症

1）変形性関節症

1□□　変形性関節症では、❶＿＿＿＿＿＿＿＿＿などの組織の**退行性変化**と、これに続く骨・軟骨の破壊と**増殖性変化**によって、❷＿＿＿＿＿＿＿が変形する。原因の特定できない❸＿＿＿＿＿＿と、原因疾患に続発する❹＿＿＿＿＿＿＿＿のものとがある。

2）変形性膝関節症

1□□　わが国では❶＿＿＿＿＿＿がほとんどで❷＿＿＿＿＿＿に多い。

2□□　初期には、❸＿＿＿＿＿＿＿開始時の膝関節の違和感や軽度の労作時痛が起こる。進行期には❹＿＿＿＿＿を自覚し、❺＿＿＿＿＿＿**制限**が生じる。炎症により膝関節の腫脹や熱感、❻＿＿＿＿＿＿が起こってくる。

3□□　治療は、❼＿＿＿＿＿コントロールや**日常生活指導**を基本に、❽＿＿＿＿＿＿**訓練や筋力訓練**、❾＿＿＿＿＿＿＿＿による**薬物療法**などの**保存療法**を行い、効果が得られない場合は手術療法を行う。

4□□　**手術療法**には、関節鏡視下手術、脛骨高位骨切り術、人工膝関節置換術がある。関節の破壊が高度な場合には、❿＿＿＿＿＿＿＿＿が行われる。

3）変形性股関節症

1□□　変形性股関節症は、わが国では❶＿＿＿＿＿＿がほとんどで、女性に多い。原因疾患としては、❷＿＿＿＿＿＿＿＿や**臼蓋形成不全**が多い。ほか、ペルテス病、大腿骨頭すべり症などがある。

2□□　症状は、股関節から大腿への**鈍痛**や**こわばり**、歩行後の❸＿＿＿＿＿＿などで発症しやすく、次第に痛みの増強や股関節の❹＿＿＿＿＿＿制限が出現する。

3□□　股関節の外転筋力の低下などにより、患側で起立した際に反対側の骨盤が下がる❺＿＿＿＿＿＿＿＿＿が出現する。

4□□　治療は、**運動療法**や**薬物療法**などの❻＿＿＿＿＿＿が基本で、改善が不十分な場合には、臼蓋形成術、寛骨臼回転骨切り術、大腿骨外反骨切り術、大腿骨内反骨切り術、人工股関節置換術などの**手術療法**が行われる。高齢者の末期股関節症患者では、❼＿＿＿＿＿＿＿が行われることが多い。

---

study! **人工股関節置換術**

人工股関節置換術後は、脱臼を起こしやすいため、内旋位、内転位をとらないように注意する。足を組んだりしゃがんだりしない。

Answer

1）変形性関節症

❶関節軟骨　❷関節　❸一次性
❹二次性

2）変形性膝関節症

❶一次性　❷女性　❸歩行
❹疼痛　❺可動域　❻関節水腫
❼体重　❽可動域
❾非ステロイド性抗炎症薬
❿人工膝関節置換術

3）変形性股関節症

❶二次性　❷先天性股関節脱臼
❸股関節痛　❹可動域
❺トレンデレンブルグ跛行
❻保存療法　❼人工股関節置換術

運

II 疾患ドリル

腰椎椎間板ヘルニア

1）病態・症状

study! 椎間板

脊椎を構成する椎体と椎体の間にある円盤状の組織で、椎体を連結させるとともにクッションとしての役割を果たす。中央部にある髄核と周囲を取り囲む線維輪からなる。

study! 椎間板ヘルニア

椎間板ヘルニアは頸椎、胸椎でも生じる。頸椎椎間板ヘルニアは第5－第6頸椎間、第6－第7頸椎間などに起こりやすい。胸椎椎間板ヘルニアはまれ。

1 □□　椎間板ヘルニアは、**椎間板の変形によって❶**＿＿＿＿＿＿が後方に脱出して神経根や脊髄・馬尾神経などを圧迫し、疼痛やしびれなどの症状をきたすものである。❷＿＿＿＿＿＿で起こりやすい。

2 □□　発症の原因には、遺伝的要因のほか、❸＿＿＿＿＿＿、スポーツ、外傷などの**力学的負荷**が考えられている。また、❹＿＿＿＿＿＿も関与しているとされる。

3 □□　腰椎椎間板ヘルニアは活動性の高い❺＿＿＿＿＿＿に多く、好発年齢は20〜40歳代である。**好発部位**は、第❻＿＿＿＿－第❼＿＿＿＿腰椎間が最も多く、次いで第5腰椎－第1仙椎間で、この両者で大半を占める。

4 □□　腰椎椎間板ヘルニアの症状としては、❽＿＿＿＿＿＿がある。重量物の運搬が発症の誘因となることが多い。腰痛に加えて、❾＿＿＿＿＿＿により下肢への**放散痛**を伴う。また、下肢のしびれや筋力低下が起こることもある。アキレス腱などの腱反射の低下も生じる。

5 □□　❿＿＿＿＿＿＿で脊柱管の中央に髄核の脱出があると、両下肢の**感覚・運動障害**や**膀胱直腸障害**を生じることがある。

2）検査・治療

1 □□　重要な徴候として、**坐骨神経の圧痛**である❶＿＿＿＿＿＿が高率にみられる。また、仰臥位で下肢を**伸展挙上すると下肢痛**がみられる❷＿＿＿＿＿＿が陽性となる。

2 □□　**画像検査**では、単純X線検査、❸＿＿＿＿＿＿、脊髄造影などが行われる。

3 □□　腰椎椎間板ヘルニアの治療は、安静、牽引、薬物療法、❹＿＿＿＿＿＿、❺＿＿＿＿＿＿の使用などの**保存療法**が基本となる。

4 □□　❻＿＿＿＿＿＿**ブロック**では、神経の周りに痛みや炎症を抑える薬剤を注射する。**硬膜外腔に注射する**❼＿＿＿＿＿＿ブロックと、**神経根に直接針を刺す**❽＿＿＿＿＿＿ブロックなどがある。

5 □□　保存療法で症状が軽減しない場合や、高度な感覚・運動障害や膀胱直腸障害などがある場合には、❾＿＿＿＿＿＿が行われる。

6 □□　**手術療法**には、❿＿＿＿＿＿＿や脊椎固定術などがある。

Answer

1）病態・症状
❶髄核　❷腰椎　❸労働　❹喫煙
❺男性　❻4　❼5　❽腰痛
❾坐骨神経痛　❿正中ヘルニア

2）検査・治療
❶バレー徴候　❷ラセーグ徴候
❸MRI検査　❹神経ブロック
❺コルセット　❻神経　❼硬膜外
❽神経根　❾手術療法
❿髄核摘出術

Ⅲ 復習○×問題

「解剖生理ドリル」と「疾患ドリル」で学習した内容が理解できているか、○×問題に答えて確認しましょう！　発展問題も含まれていますのでチャレンジしてみてください。

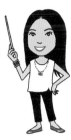

Q 次の問題に○または×で答えてください。

運

□□□ ❶ 緻密質は、骨の表面の側にある。　　　　　　　　　　　　　　　　○×

□□□ ❷ 骨芽細胞により骨形成がなされ、破骨細胞により骨吸収がなされる。　　○×

□□□ ❸ 骨には体内のカルシウムの50%程度が貯蔵されている。　　　　　　　○×

□□□ ❹ 脊柱は、頸椎5個、胸椎12個、腰椎7個、仙骨、尾骨からなる。　　　○×

□□□ ❺ 筋の収縮は筋小胞体からのカリウムイオンの放出から始まる。　　　　○×

□□□ ❻ 筋線維に縞模様のある横紋筋はすべて随意筋である。　　　　　　　　○×

□□□ ❼ 肘関節の屈曲時には上腕二頭筋は弛緩する。　　　　　　　　　　　　○×

□□□ ❽ 複雑骨折は骨折部と外部との交通がある。　　　　　　　　　　　　　○×

□□□ ❾ 開放骨折時の創洗浄は24時間以内に行うと感染を予防できる。　　　○×

□□□ ❿ 大腿骨近位部骨折は小児に多い。　　　　　　　　　　　　　　　　　○×

□□□ ⓫ 大腿骨転子部骨折（外側骨折）は、骨癒合が得られやすい。　　　　　○×

□□□ ⓬ 上腕骨顆上骨折では、フォルクマン拘縮を生じる可能性がある。　　　○×

□□□ ⓭ ギプス固定中には末梢のチアノーゼ、神経症状の有無に注意する。　　○×

□□□ ⓮ 第12胸髄損傷では、自力歩行は全くできない。　　　　　　　　　　　○×

□□□ ⓯ 脊髄損傷の脊髄ショック期は損傷高位以下のすべての脊髄反射が消失する。○×

□□□ ⓰ 変形性膝関節症ではトレンデレンブルグ跛行がみられる。　　　　　　○×

□□□ ⓱ 変形性股関節症は明らかな原因疾患のない一次性が多い。　　　　　　○×

□□□ ⓲ 人工股関節全置換術後は、和式トイレの使用を勧める。　　　　　　　○×

□□□ ⓳ 腰椎椎間板ヘルニアは、第3－第4腰椎間に生じることが多い。　　　○×

□□□ ⓴ 腰椎椎間板ヘルニアでは、下肢の伸展挙上で疼痛が生じるラセーグ徴候がみられる。○×

A

❶○ ❷○ ❸×体内のCaの99%ほどが貯蔵されている ❹×頸椎は7個、腰椎は5個である ❺×カルシウムイオン（Ca²⁺）の放出から始まる ❻×心筋は横紋筋であるが不随意筋である ❼×肘関節の屈曲時、上腕二頭筋は収縮する ❽○複雑骨折（開放骨折）は外部と交通している ❾×開放骨折で感染防止が期待できる創洗浄のゴールデンタイムは受傷後6〜8時間までとされる ❿×大腿骨近位部骨折は高齢者に多い。転倒が原因となることが多い ⓫○血流が豊富なため骨癒合が得られやすい ⓬○ ⓭○ギプス固定では腫脹圧迫による循環障害や神経麻痺が出現する危険がある ⓮×装具や杖の使用により歩行が可能な場合もある ⓯○ ⓰×患側の足に体重がかかったときに反対側の骨盤が下がる歩行で、変形性股関節症でみられる ⓱×二次性が多い ⓲×しゃがんだり足を組んだりすると脱臼の可能性がある ⓳×第4－第5腰椎間が最も多く、次いで第5腰椎－第1仙椎間が多い ⓴○

Ⅳ 力だめし国試問題

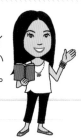

ここまでの知識を踏まえて国試問題にトライしてみましょう！　選択肢ひとつずつについて、正否の根拠・理由まで考えてみてください。

（1）骨折で正しいのはどれか。
fracture

　　1．肋骨骨折は第一肋骨に好発する。
　　　rib fracture

　　2．骨折部の腫脹は数時間後が最も強い。

　　3．骨盤骨折では出血性ショックに注意する。
　　　pelvic fracture

　　4．胸壁動揺は1か所の肋骨骨折によって生じる。
　　　　　　　　　　　　　rib fracture

（1）**解答　3**
×1：肋骨骨折は第4～9肋骨に生じやすい。
×2：骨折の腫脹は、受傷数分後に発生し、2
　　～3日で著明となる。
○3：骨盤骨折で骨盤内臓器の損傷により大量
　　出血をきたすと、出血性ショックを起こす
　　場合がある。
×4：胸壁動揺は複数の肋骨骨折により生じる。

（2）交通事故で腰椎骨折し、第1腰髄節レベルで脊髄を損傷した。
　　lumbar vertebrae fracture

　　受傷当日にみられる症状で可能性が高いのはどれか。

　　1．尿閉

　　2．血圧上昇

　　3．頭蓋内圧亢進

　　4．麻痺性呼吸障害

（2）**解答　1**
脊髄損傷の受傷直後は、損傷レベル以下の領域
すべての機能が喪失し、弛緩性麻痺となる。血
圧低下や徐脈が出現し、尿閉となる。麻痺によ
る呼吸障害は第4頸髄より高位の損傷で起こるこ
とがある。

（3）Aさん（63歳、女性）は、右変形性股関節症で人工股関節置換術を
　　　　　　　　　　　　　　　oseoarthritis of the hip

　　受けた。脱臼の予防のために行う指導で適切なのはどれか。

　　1．和式のトイレを使用する。

　　2．椅子に座るときは足を組む。

　　3．就寝時は患肢を補助具で固定する。

　　4．床に落ちた物を拾うときは右膝をつく。

（3）**解答　4**
×1：和式トイレでは股関節を屈曲するため、
　　脱臼の危険がある。
×2：足を組むと脱臼の危険がある。
×3：脱臼予防のため股関節を軽度外転位、回
　　旋中間位とするが、固定の必要はない。
○4：膝をつくようにして物を拾うことで股関節の
　　屈曲を防ぐ。

（4）腰椎椎間板ヘルニアで正しいのはどれか。
　　lumber disc herniation

　　1．高齢の女性に多発する。

　　2．診断にはMRIが有用である。

　　3．好発部位は第1・2腰椎間である。

　　4．急性期では手術による治療を行う。

（4）**解答　2**
×1：男女比は2対1程度で、男性に多い。
○2：診断には、鮮明な画像を得られるMRIが
　　有用である。
×3：好発部位は、第4・5腰椎間および第5腰椎・
　　仙椎間である。
×4：急性期は保存療法で経過をみるが、疼痛が
　　改善しない場合や運動麻痺が進む場合、直腸
　　膀胱障害がある場合には手術を行う。

第 9 章

感覚器

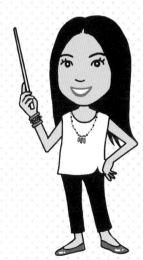

かおりん
advice

この章では
つぎのポイントについて
理解を深めていきましょう！

- ☑ 特殊感覚って何？
- ☑ 感覚を感知するのはどんな細胞？
- ☑ 眼球の構造は？
- ☑ 白内障・緑内障で障害される組織は？
- ☑ 伝音難聴と感音難聴の違いは？
- ☑ 皮疹、水疱、紅斑、鱗屑ってどんな症状？

I 解剖生理ドリル

1）感覚の種類

学習日 1回目 _____ 2回目 _____

1 □□ 感覚は一般に、❶_____**感覚**、**内臓感覚**、**特殊感覚**に分けられる。

2 □□ 体性感覚には、**表面感覚**（皮膚感覚）、❷_____**感覚**がある。

3 □□ ❸_____感覚には、**内臓痛覚**、**臓器感覚**がある。

4 □□ 特殊感覚には、視覚、聴覚、❹_____、**味覚**、**嗅覚**がある。

5 □□ **感覚受容器**で受け取ることができる最低の刺激の強さを❺_____という。

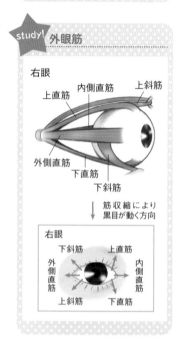

右眼

上直筋　内側直筋　上斜筋

外側直筋　下直筋　下斜筋

↓ 筋収縮により黒目が動く方向

右眼

下斜筋　上直筋

外側直筋　内側直筋

上斜筋　下直筋

2）眼（視覚器）の構造と機能（図1）

学習日 1回目 _____ 2回目 _____

1 □□ 眼球の壁は、**眼球外膜**（❶_____、強膜）、**眼球中膜**（❷_____、毛様体、脈絡膜）、**眼球内膜**（❸_____）からなる。

2 □□ **瞳孔**は虹彩に囲まれ、❹_____により**縮瞳**、❺_____により**散瞳**する。

3 □□ **網膜**には**錐体**と**杆体**という視細胞があり、❻_____は明所で色や形、❼_____は暗所で光を認識する。杆体には❽_____という色素が含まれ、合成には**ビタミンA**が必要である。

4 □□ 眼球内容には、❾_____、硝子体、眼房水がある。

Answer

1）感覚の種類

❶体性　❷深部　❸内臓
❹平衡覚　❺閾値

2）眼（視覚器）の構造と機能

❶角膜　❷虹彩　❸網膜
❹瞳孔括約筋　❺瞳孔散大筋
❻錐体　❼杆体　❽ロドプシン
❾水晶体

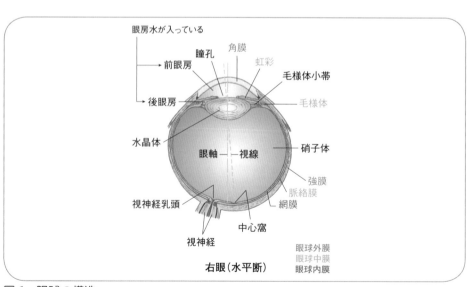

眼房水が入っている

瞳孔　角膜　虹彩

前眼房　毛様体小帯

毛様体

後眼房

水晶体　眼軸——視線　硝子体

強膜

脈絡膜

視神経乳頭　網膜

中心窩

視神経

右眼（水平断）

眼球外膜
眼球中膜
眼球内膜

図1　眼球の構造

5▢▢ **水晶体**は、光を屈折させて❿ ＿＿＿＿＿＿＿ に像を結ぶ。水晶体の厚みが変わることで、屈折量を変え遠近を調節する。**チン小帯**により⓫ ＿＿＿＿＿＿＿ に固定されている。

6▢▢ 角膜と虹彩の間を⓬ ＿＿＿＿＿＿ といい、虹彩により**前眼房と後眼房**に分けられる。毛様体で産生される⓭ ＿＿＿＿＿＿ で満たされている。これは、シュレム管で回収される。

7▢▢ **視力**とは、物体の形や存在を認識する眼の能力で、中心視力と⓮ ＿＿＿＿＿＿ 視力がある。

8▢▢ 黄斑の鼻側に⓯ ＿＿＿＿＿＿ という**神経線維**の集まる場所がある。ここには視細胞が存在しないため視野が欠ける。これを⓰ ＿＿＿＿＿＿ とよぶ。

9▢▢ 眼に光を当てると⓱ ＿＿＿＿＿ 反射のため瞳孔が⓲ ＿＿＿＿＿＿ する。

10▢▢ **眼球付属器**の一つである⓳ ＿＿＿＿＿ は、上眼瞼と下眼瞼からなり、眼球を保護している。

11▢▢ 眼窩上耳側には⓴ ＿＿＿＿＿ があり、そこから分泌される漿液を涙液という。

3）耳（聴覚器、平衡覚器）の構造と機能（図2）

学習日　1回目 ＿＿＿＿＿　2回目 ＿＿＿＿＿

1▢▢ 耳は大きく❶ ＿＿＿＿＿（耳介、外耳道）、❷ ＿＿＿＿＿（鼓膜、鼓室）、❸ ＿＿＿＿＿（骨迷路、膜迷路）に分けられる。

2▢▢ 中耳の**鼓室**には、**鼓膜**の振動を内耳に伝える❹ ＿＿＿＿＿ という骨がある。これは、❺ ＿＿＿＿＿ 、❻ ＿＿＿＿＿ 、ツチ骨という3つの骨からなる。

3▢▢ 内耳の**骨迷路**には、聴覚器である❼ ＿＿＿＿＿ と、平衡覚器である❽ ＿＿＿＿＿（耳石器官と半規管）がある。**蝸牛**の中には**膜迷路**である**蝸牛管**がある。

右側コラム

study! 遠近調節

	近見時	遠見時
瞳孔	縮瞳	散瞳
水晶体	厚く	薄く
チン小帯	弛緩	緊張
毛様体筋	収縮	弛緩

study! 中心視力・中心外視力

中心視力：網膜黄斑部中心窩で見たときの一番良い視力
中心外視力：その周辺で見た視力

感

かおりん **point** 外眼筋

眼球を動かす外眼筋には、4つの直筋（内側直筋、外側直筋、上直筋、下直筋）と2つの斜筋（上斜筋、下斜筋）があります。動眼神経、滑車神経、外転神経により支配されます。

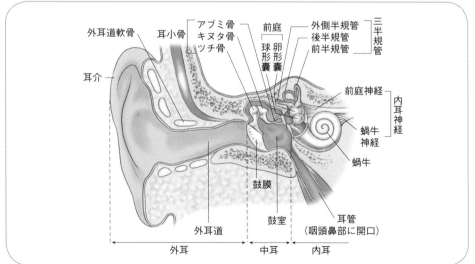

図2　耳の構造

Answer
2）眼（視覚器）の構造と機能
❿網膜　⓫毛様体　⓬眼房
⓭眼房水　⓮中心外
⓯視神経乳頭　⓰マリオット盲点
⓱対光　⓲縮小　⓳眼瞼
⓴涙腺

3）耳（聴覚器、平衡覚器）の構造と機能
解答順不同→❺❻
❶外耳　❷中耳　❸内耳
❹耳小骨　❺アブミ骨
❻キヌタ骨　❼蝸牛　❽前庭

4 □□　**耳石器官**が頭の傾きを、**半規管**が❾_____運動を感知する。

5 □□　聴覚および平衡覚の受容器は有毛細胞で、聴覚は❿_____神経、平衡覚は⓫_____神経を介して脳に情報を伝える。

6 □□　中耳の鼓室から咽頭鼻部に開口する⓬_____は、鼓室の内圧を調整するはたらきがある。

7 □□　聴力検査では、⓭_____を用いた純音聴力検査で**骨導聴力**と**気導聴力**を測定する（図3）。⓮_____聴力は外耳道から鼓膜、耳小骨を通り内耳に伝わる経路、⓯_____聴力は頭蓋骨を経由して伝わる経路である。

かおりん
point　**オージオメータ**

気導聴力と骨導聴力を測定するオージオメータは読めるようにしておきましょう。

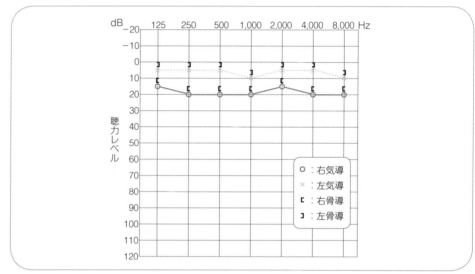

図3　純音聴力検査

study!　**味覚の情報伝達**

味蕾で感知した味覚情報は、舌尖や舌体では顔面神経、舌根部では舌咽神経により味覚中枢に伝わる。

Answer

3) 耳（聴覚器、平衡覚器）の構造と機能
❾回転　❿蝸牛　⓫前庭　⓬耳管
⓭オージオメータ　⓮気導　⓯骨導

4) 舌（味覚器）の構造と機能
❶舌尖　❷舌根　❸三叉　❹舌咽
❺味蕾

5) 鼻（嗅覚器）の構造と機能
解答順不同→❶❷
❶鼻腔　❷副鼻腔　❸嗅細胞

4）舌（味覚器）の構造と機能

学習日　1回目_____　2回目_____

1 □□　舌先端を❶_____、前方の2/3を**舌体**、咽頭側の1/3程度を❷_____という。

2 □□　舌体は❸_____神経と顔面神経に、舌根は主に❹_____神経によって支配されている。

3 □□　味覚の受容器を❺_____といい、舌体の**有郭乳頭**、**葉状乳頭**、**茸状乳頭**に存在する。味覚には甘味、苦味、塩味、酸味、（旨味）がある。

5）鼻（嗅覚器）の構造と機能（図4）

学習日　1回目_____　2回目_____

1 □□　鼻は、外鼻、❶_____、❷_____に分かれる。鼻腔のうち、嗅覚にかかわる部分を**嗅部**といい、嗅覚の受容器である❸_____が分布している。

2☐☐　❹＿＿＿＿＿＿＿＿は上顎洞、篩骨洞、❺＿＿＿＿＿＿＿＿＿、前頭洞からなる。

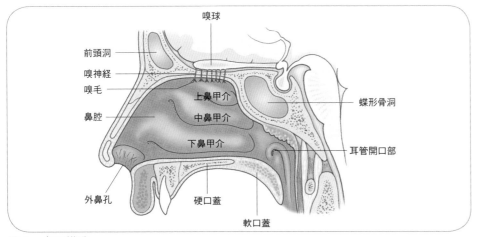

図4　鼻の構造

6）皮膚（体性感覚器）の構造と機能（図5）

1☐☐　皮膚は表面から、表皮、❶＿＿＿＿＿＿＿、皮下組織で構成される。表皮は、表面から、
❷＿＿＿＿＿＿＿、透明層、顆粒層、有棘層、基底層の5層に分けられる。

2☐☐　皮膚には、**触覚を感知する❸**＿＿＿＿＿＿＿＿＿＿**、温度感覚や痛覚を感知する
自由神経終末、圧覚を感知するパチニ小体**などがある。

3☐☐　❹＿＿＿＿＿＿＿＿汗腺は全身の皮膚に存在し、**体温調節**にはたらく。特に手掌、
足底、額に多く分布する。❺＿＿＿＿＿＿＿＿＿汗腺は体臭と関係し、腋窩、外耳道、
乳房、陰部、肛門などに存在する。

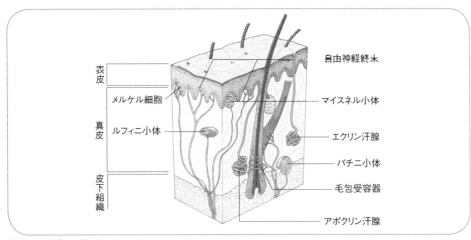

図5　皮膚の構造

Answer
5）鼻（嗅覚器）の構造と機能
❹副鼻腔　❺蝶形骨洞

6）皮膚（体性感覚器）の構造と機能
❶真皮　❷角質層
❸マイスネル小体
❹エクリン　❺アポクリン

Ⅱ 疾患ドリル

眼の疾患

1）白内障

1□□ 白内障は❶＿＿＿＿＿＿が**混濁**する状態で、先天性と後天性がある。

2□□ **後天性白内障**には、❷＿＿＿＿＿＿白内障、外傷性白内障、併発白内障、糖尿病白内障などがある。**老人性白内障**は加齢による**水晶体**の代謝障害によるもので、白内障の多くを占める。

3□□ 白内障の主症状は❸＿＿＿＿＿＿で、かすんで見える**霧視**、まぶしく見える**羞明**などが生じる。治療には、薬物療法と手術療法がある。薬物療法の主体は❹＿＿＿＿＿＿である。手術療法では、超音波水晶体乳化吸引術などで混濁した水晶体を摘出する。手術後は、❺＿＿＿＿＿＿を挿入する。

2）緑内障

1□□ 緑内障は、主に**眼房水の循環障害に伴う**❶＿＿＿＿＿＿の上昇によって視機能が障害される疾患である（眼圧上昇によらないものもある）。

2□□ ❷＿＿＿＿＿＿が流出する**隅角**の広さの違いにより、隅角は正常だが機能が不良で眼房水の流出が障害される**開放隅角緑内障**と、隅角が狭くなり眼房水の流れが障害される**閉塞隅角緑内障**に分けられる。

3□□ 急性閉塞隅角緑内障では、急激な**眼圧上昇**によって、❸＿＿＿＿＿＿、眼痛、頭痛、悪心・嘔吐などを呈する。治療では、薬物療法で❹＿＿＿＿＿＿の低下を図る。効果不十分な場合は手術療法が行われる。手術方法として、虹彩切除術、濾過手術、房水流出路手術、緑内障チューブシャント術、毛様体凝固術があり、緑内障の型に合わせて選択される。

4□□ 眼圧は正常で視神経の障害を生じるものを❺＿＿＿＿＿＿という。

3）網膜剥離

1□□ 網膜剥離は、❶＿＿＿＿＿＿が眼底から剥離するもので、**網膜裂孔**のある裂孔原性網膜剥離と、裂孔のない非裂孔原性網膜剥離がある。剥離した部分に相当する❷＿＿＿＿＿＿が欠損する。中心に及ぶと視力も障害される。❸＿＿＿＿＿＿**症、光視症**が生じる。❹＿＿＿＿＿＿で網膜裂孔の有無と範囲を確認する。

2□□ 裂孔原性網膜剥離では❺＿＿＿＿＿＿を閉鎖し、網膜を**復位**させる。手術として、強膜バックリング術、ジアテルミー凝固、冷凍凝固、光凝固、硝子体手術などがある。

---

study! 飛蚊症、光視症

飛蚊症：目の前に黒いごみや虫などが飛んでいるように見える。
光視症：光に当たっていないのに光の点滅が見えたりする。

Answer

1）白内障
❶水晶体 ❷老人性 ❸視力障害
❹点眼薬 ❺眼内レンズ

2）緑内障
❶眼圧 ❷眼房水 ❸視力低下
❹眼圧 ❺正常眼圧緑内障

3）網膜剥離
❶網膜 ❷視野 ❸飛蚊
❹眼底検査 ❺裂孔

Ⅱ 疾患ドリル

耳の疾患

1）難聴

1□□　難聴は、❶＿＿＿＿＿＿難聴、❷＿＿＿＿＿＿難聴に分けられる（両者を併せもつ混合難聴もある）（表1）。

2□□　**突発性難聴**は一側性の❸＿＿＿＿＿＿難聴で、突然の高度の難聴や、耳鳴、めまい、悪心などがみられる。発症から1～2週間以内の早期に治療を開始すると予後が良好である。急性期には安静が重要である。

3□□　**老人性難聴**は❹＿＿＿＿＿性の感音難聴で、❺＿＿＿＿＿＿の音から聞き取りにくくなる。

表1　難聴の種類

	気導閾値	骨導閾値	気導骨導差	主な疾患
伝音難聴	上昇	正常	あり	外耳、中耳の障害（外耳炎、中耳炎）
感音難聴	上昇	上昇	なし	内耳の障害（老人性難聴、音響外傷、メニエール病）

2）メニエール病

1□□　メニエール病は、❶＿＿＿＿＿＿、**難聴、耳鳴**を三主徴とする、内耳の❷＿＿＿＿＿＿を本態とする疾患である。めまいは❸＿＿＿＿＿性で、数十分から数時間持続する。難聴は感音難聴で、❹＿＿＿＿＿障害を示す。

2□□　症状が生じたときは、安静にし、部屋を❺＿＿＿＿＿＿する。治療では、薬物療法を行い、難治例では手術療法も行われる。

3）中耳炎

1□□　**急性中耳炎**は、一般に上気道の炎症が耳管を経由して❶＿＿＿＿＿＿に及んで起こる。**インフルエンザ菌**や**肺炎球菌**などが原因菌となる。乳幼児に多い。症状は、❷＿＿＿＿＿と、耳漏、発熱、❸＿＿＿＿＿＿難聴などを呈する。治療は抗菌薬の投与が中心となる。

2□□　**滲出性中耳炎**では、中耳に液体が貯留する。難聴や❹＿＿＿＿＿＿をきたす。**慢性中耳炎**には❺＿＿＿＿＿＿と非穿孔性がある。慢性穿孔性中耳炎は鼓膜に穿孔があり、難聴や耳漏を伴う。真珠腫性中耳炎は、慢性非裂孔性中耳炎の一つで、耳性顔面神経麻痺、内耳炎、骨破壊による頭蓋内合併症をきたすことがある。

かおりん **point** 聴力検査と難聴

聴力検査では、様々な周波数（Hz）の音を弱い音から順に聞き、聴こえる最も小さい音の強さ（dB）を調べます。これをその人の聴覚閾値とよび、その人の聴力を示します。正常聴力者が聞き取れる最小の音の強さの平均を「0dB」と定めており、難聴の程度が強くなるほど聴覚閾値が上昇します（30dB、40dBと上がります）。

Answer

1）難聴

解答順不同→❶❷

❶伝音　❷感音　❸感音

❹両側　❺高音域

2）メニエール病

❶めまい　❷内リンパ水腫

❸回転　❹低音　❺暗く

3）中耳炎

❶中耳　❷耳痛　❸伝音

❹耳閉塞　❺穿孔性

Ⅱ 疾患ドリル

皮膚の疾患

1) アトピー性皮膚炎

1 □□　アトピー性皮膚炎は、寛解と増悪を繰り返す瘙痒のある❶＿＿＿＿＿＿＿を主病変とするもので、患者の多くは❷＿＿＿＿＿＿＿をもつ。乳幼児期では湿潤傾向の強い**鮮紅色斑**、小児期・成人期では**乾燥肌**、**苔癬化局面**を認める。

2 □□　❸＿＿＿＿＿型アレルギーが関与し、検査所見では、血中総❹＿＿＿＿＿の増加、**抗原特異的IgE抗体**の出現、白血球のうち❺＿＿＿＿＿の増加などがみられる。副腎皮質ステロイド薬や免疫抑制薬（タクロリムス）の外用による薬物治療を中心に行う。また、スキンケアを行い皮膚を清潔に保つ。

2) 帯状疱疹

1 □□　帯状疱疹は、❶＿＿＿＿＿＿＿＿＿（VZV）による感染症で、初感染により水痘となり、その際にウイルスが❷＿＿＿＿＿＿に潜伏し、数年後に再活性化して帯状疱疹を発症する。

2 □□　❸＿＿＿＿＿＿で始まり、痛みのある神経の分布に沿って❹＿＿＿＿＿性の紅斑が出現し、粟粒大から小豆大の水疱が出現してくる。皮疹の消失後も神経痛が続くものを帯状疱疹後神経痛という。

3 □□　治療は、抗ウイルス薬（❺＿＿＿＿＿＿＿＿、バラシクロビル、ファムシクロビル）を投与する。

3) 熱 傷

1 □□　熱傷の深度は、Ⅰ度（❶＿＿＿＿＿まで）、浅達性Ⅱ度（❷＿＿＿＿＿まで）、深達性Ⅱ度（❸＿＿＿＿＿まで）、Ⅲ度（❹＿＿＿＿＿＿）の4段階に分類される。

2 □□　熱傷の面積は、成人は❺＿＿＿＿＿の法則、小児は❻＿＿＿＿＿の法則で算出される。詳細な算出には、ランド・ブラウダーの法則が用いられる。

3 □□　成人では体表面積の❼＿＿＿＿＿％以上、小児・高齢者では❽＿＿＿＿＿％以上受傷すると、循環動態が不安定になり❾＿＿＿＿＿症状が現れる危険性が高い。

4 □□　気道熱傷を起こしている可能性がある場合は、❿＿＿＿＿＿を優先する。

---

study! **熱傷の分類**

Ⅰ度：表皮熱傷で発赤のみ。疼痛があるが瘢痕を残さず数日で治癒

浅達性Ⅱ度：真皮浅層まで。水疱形成あり、激しい疼痛。1～2週で治癒

深達性Ⅱ度：真皮深層まで。水疱形成あり、瘢痕形成を認め、2～4週で治癒

Ⅲ度：皮下組織に達する。皮膚は白色で無痛。難治性海洋となり瘢痕を残す。自然治癒はない

（Ⅰ度 / 浅達性Ⅱ度 / 深達性Ⅱ度 / Ⅲ度 / 表皮層 / 真皮層 / 皮下組織）

Answer

1) アトピー性皮膚炎
❶湿疹　❷アトピー素因　❸Ⅰ
❹IgE　❺好酸球

2) 帯状疱疹
❶水痘・帯状疱疹ウイルス
❷神経節　❸神経痛　❹浮腫
❺アシクロビル

3) 熱 傷
❶表皮　❷真皮浅層　❸真皮深層
❹皮下組織　❺9　❻5　❼20
❽10　❾ショック　❿気道確保

Ⅲ 復習○×問題

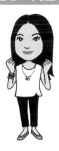

「解剖生理ドリル」と「疾患ドリル」で学習した内容が理解できているか、○×問題に答えて確認しましょう！　発展問題も含まれていますのでチャレンジしてみてください。

Q 次の問題に○または×で答えてください。

❶ 網膜の錐体細胞は暗所で光を認識する。

❷ 近点を見る場合、水晶体は薄くなり、毛様体は収縮する。

❸ 眼に光を当てると、瞳孔は縮小する。

❹ 耳小骨は内耳にあり、ツチ骨、キヌタ骨、アブミ骨からなる。

❺ 内耳には平衡覚器の蝸牛と聴覚器の前庭がある。

❻ 味覚は舌の乳頭にある味蕾が感知する。

❼ 嗅覚の受容器である嗅細胞は副鼻腔に分布する。

❽ 皮膚にあるマイスネル小体は触覚を感知する。

❾ アポクリン汗腺は体温調節にはたらく。

❿ 白内障では水晶体が混濁する。

⓫ 緑内障の治療では眼内レンズを挿入する。

⓬ 網膜剥離は、眼球外膜の網膜が剥離するものである。

⓭ 突発性難聴は両側性にみられる伝音難聴である。

⓮ 骨導聴力は、頭蓋骨を経由して音が伝わる経路である。

⓯ 感音難聴は主として外耳の障害により生じる。

⓰ メニエール病のめまいは回転性である。

⓱ 中耳炎で生じる難聴は伝音難聴である。

⓲ アトピー性皮膚炎にはⅡ型アレルギーが関与し、IgMが増加する。

⓳ 帯状疱疹は原因ウイルスに初めて感染したときに発症する。

⓴ 熱傷の深度Ⅰ度は表皮までのものである。

A

❶×錐体は明所で色や形を認識する ❷×水晶体は厚くなる ❸○ ❹×耳小骨は中耳にある ❺×蝸牛が聴覚を担い前庭が平衡覚を担う ❻○ ❼×鼻腔上方に分布する ❽○ ❾×体温調節にはたらくのは、アポクリン汗腺ではなくエクリン汗腺である ❿○ ⓫×眼内レンズ挿入は白内障の治療で行われる ⓬×網膜は眼球内膜 ⓭×突発性難聴は一側性の感音難聴である ⓮○ ⓯×感音難聴は内耳の障害により生じる ⓰○ ⓱○ ⓲×Ⅰ型アレルギーが関与しIgEが増加する ⓳×初感染時以降に潜伏していた水痘-帯状疱疹ウイルスが再活性化して発症する ⓴○

Ⅳ 力だめし国試問題

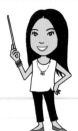

ここまでの知識を踏まえて国試問題にトライしてみましょう！ 選択肢ひとつずつについて、正否の根拠・理由まで考えてみてください。

（1）網膜剥離を起こした患者の訴えはどれか。

　　1．「目が乾く」

　　2．「物が二重に見える」

　　3．「明るいところがすごくまぶしい」

　　4．「眼の中にカーテンが引かれた感じ」

（2）聴力検査に用いるのはどれか。

　　1．サーモグラフ

　　2．オージオメータ

　　3．スパイロメータ

　　4．パルスオキシメータ

（3）Ménière〈メニエール〉病で正しいのはどれか。
Ménière's disease

　　1．伝音性難聴を伴う。

　　2．めまいは回転性である。

　　3．発作期に外科治療を行う。

　　4．蝸牛の機能は保たれている。

（4）アトピー性皮膚炎で正しいのはどれか。

　　1．IgE抗体が関与する。

　　2．抗核抗体が陽性になる。

　　3．四肢の伸側に好発する。

　　4．患部の発汗が増加する。

（1）**解答　4**

×1：目が乾くのはドライアイの症状である。シェーグレン症候群でも生じる。

×2：物が二重に見えるのは複視の症状で、糖尿病、脳動脈瘤、脳腫瘍などで生じる。

×3：明るいところをまぶしく感じることを羞明といい、白内障などで生じる。

○4：網膜剥離でみられる視野欠損の症状である。ほかに、飛蚊症、光視症、変視症などがみられる。

（2）**解答　2**

×1：サーモグラフは温度分布を測定し、その結果を画像として示すものである。

○2：オージオメータは、純音聴力を調べるときに使われる。

×3：スパイロメータは、呼吸機能を測るときに使われる。

×4：パルスオキシメータは、経皮的に酸素飽和度（SpO_2）や脈拍数を測定するものである。

（3）**解答　2**

×1：難聴は感音性難聴で、低音障害を生じることが多い。

○2：回転性のめまい発作が突然出現し、悪心・嘔吐、冷汗などの自律神経症状を伴うこともある。

×3：発作期には安楽な体位をとり静かな場所で安静にする。

×4：メニエール病は、内耳（迷路）のリンパ水腫による疾患である。内耳は、蝸牛、前庭、三半規管からなる。蝸牛には、外リンパ液のある前庭階と鼓室階、内リンパ液の入った蝸牛管がある。

（4）**解答　1**

○1：アトピー性皮膚炎はⅠ型アレルギーであり、IgE抗体が関与する。

×2：抗核抗体は陰性である。

×3：四肢関節屈曲部に好発する。

×4：患部は乾燥しやすく、角化・落屑が著明になり、年齢とともに乾燥が強くなる。

第 **10** 章

腎・泌尿器

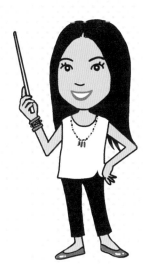

かおりん
advice

この章では
つぎのポイントについて
理解を深めていきましょう！

☑ ネフロンの構造は？
☑ 腎小体で濾過される物質・されない物質は？
☑ 尿細管・集合管で再吸収される物質・分泌される
　物質・関与するホルモンは？
☑ 腎機能の指標となる検査値は？
☑ 慢性腎臓病の診断基準と重症度の分類は？
☑ 血液透析と腹膜透析の原理と特徴は？
☑ 尿失禁の分類とその原因は？

I 解剖生理ドリル

1）腎臓の構造と機能（図1）

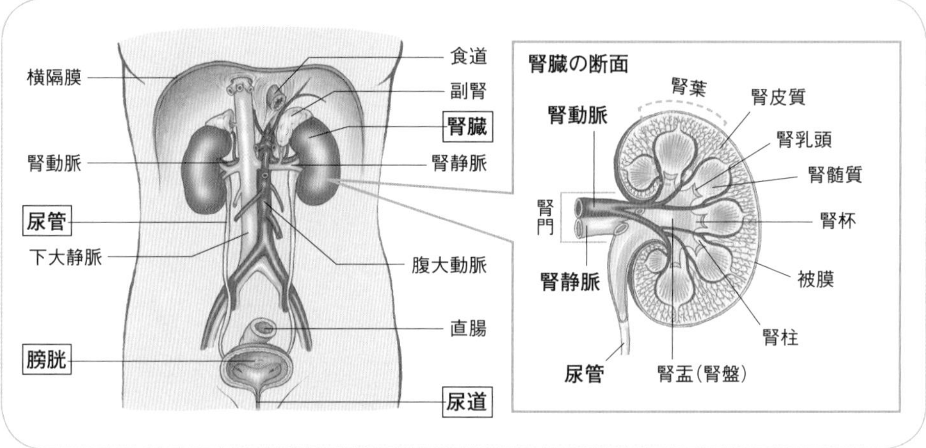

図1　腎・泌尿器の全景と腎臓の構造

⭐ study! **腎臓の高さ**

右側には肝臓があるので左右の腎臓は少し高さが違っている。

⭐ study! **腎動脈**

腎臓には、腹大動脈から分岐する腎動脈が血液を運ぶ。腎動脈は腎臓の栄養血管と機能血管を兼ねる。

1□□　**腎臓は ❶** _____ の一つで、重さ130ｇほどのソラマメ型の臓器である。第12胸椎〜第3腰椎の高さにあり、**❷** _____ 腎は **❸** _____ 腎より椎体半分ほど下方にある。尿を生成し、体液の量と組成を調整する。

2□□　腎臓には心拍出量のうち **❹** _____ ％程度の血液が流入する。

3□□　腎臓を構成する最小の**機能的単位**である **❺** _____ は、**腎小体と尿細管**からなる。

4□□　腎小体は、**毛細血管の塊である ❻** _____ と、それを包む **❼** _____ からなる（図2）。**❽** _____ は、**近位尿細管、ヘンレループ**（下行脚、上行脚）、**遠位尿細管**からなる。

5□□　尿細管の周囲は **❾** _____ が取り囲み、物質の移動を可能にしている。

6□□　**❿** _____ が多数の遠位尿細管を集めて髄質を下降し、腎杯に開口する。

7□□　**⓫** _____ では血液が**濾過**される。血液から **⓬** _____ 、電解質、尿素、クレアチニン、ブドウ糖、アミノ酸が濾過される。この濾液を **⓭** _____ ともいう。

8□□　原尿は約**150L/日**つくられるが、99％は **⓮** _____ や集合管で再吸収され血中へ戻り、尿として排泄されるのは **⓯** _____ L/日程度である。

9□□　尿細管や集合管では、**水分、ブドウ糖、アミノ酸、ビタミン、ナトリウムイオン**などが血管内へ **⓰** _____ される。一方で、不要な物質が血管内から尿細管・集合管へ分泌される（図3）。

Answer
1）腎臓の構造と機能

❶腹膜後器官　❷右　❸左
❹20〜25　❺ネフロン　❻糸球体
❼ボウマン嚢　❽尿細管　❾毛細血管　❿集合管　⓫腎小体
⓬水分　⓭原尿　⓮尿細管
⓯1.5　⓰再吸収

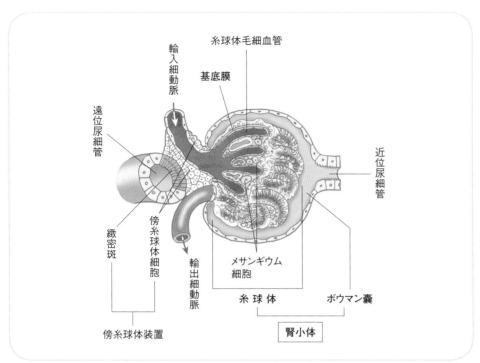

図2　腎小体

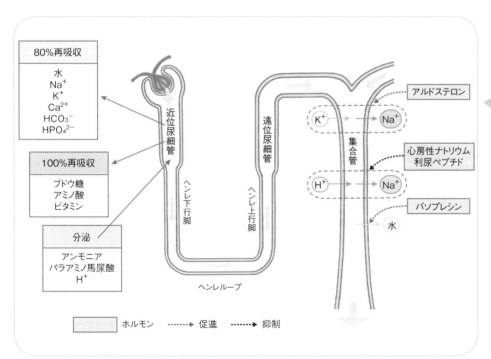

図3　分泌と再吸収

かおりん
point **ブドウ糖の再吸収**

ブドウ糖は通常尿細管で100％再吸収されますので尿中には見られません。しかし、血糖値が上昇すると尿細管の再吸収能力を上回る量のブドウ糖が原尿中に濾過され、尿中に見られるようになります（尿糖）。

10□□ 通常、⑰ ＿＿＿＿＿、アミノ酸、ビタミンは100%、水、ナトリウムイオンなどは80%程度が⑱ ＿＿＿＿＿尿細管で再吸収される。

11□□ 集合管でのナトリウムイオンの再吸収やカリウムイオンの分泌などに、**副腎皮質ホルモン**である⑲ ＿＿＿＿＿が関与している。

12□□ 集合管の水分の吸収は抗利尿ホルモンともよばれる⑳ ＿＿＿＿＿により調整されている。

study! バソプレシン

下垂体後葉から分泌され、集合管における水の再吸収を促進して尿量を減らす。バソプレシンの合成・分泌が障害されると、尿が大量に排泄される尿崩症となる。

13□□ 腎臓には、体液量や㉑ ＿＿＿＿＿の調節機能も備わっている。

14□□ **傍糸球体装置**が血流の低下を感知すると㉒ ＿＿＿＿＿が分泌される。これによって**アンジオテンシノゲン**が㉓ ＿＿＿＿＿に変換され、さらにアンジオテンシン変換酵素によって㉔ ＿＿＿＿＿に変換される。

15□□ **アンジオテンシンⅡ**は、平滑筋（血管）を収縮させる作用と、副腎皮質の球状帯からの㉕ ＿＿＿＿＿の分泌を促進させる作用がある。

16□□ **アルドステロン**は、集合管に作用して㉖ ＿＿＿＿＿の再吸収を促し、血圧を上昇させる。

17□□ この一連の仕組みを、㉗ ＿＿＿＿＿という（図4）。

study! 移行上皮

移行上皮は、細胞の形が変化することで伸縮することができる。これにより、尿の貯留に合わせて膀胱は伸展する。

18□□ 腎臓は、**赤血球の造血因子**である㉘ ＿＿＿＿＿を産生する。

19□□ 腎臓は、ビタミン㉙ ＿＿＿＿＿を活性化させ、腸管からの㉚ ＿＿＿＿＿の吸収を促進させる。

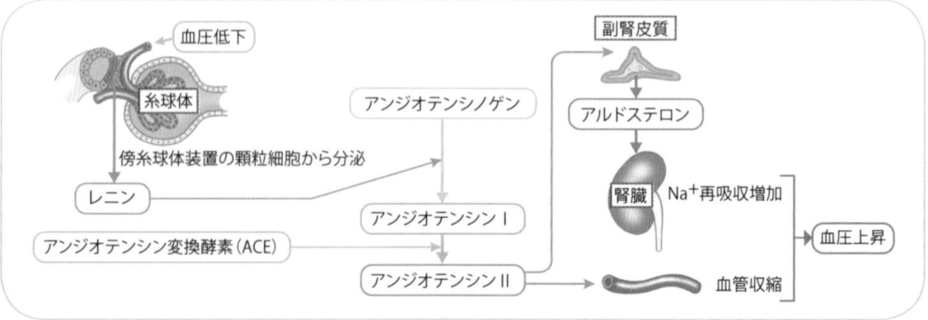

図4　レニン・アンジオテンシン・アルドステロン系

2）尿管・膀胱・尿道の構造と機能（図1）

学習日　1回目　2回目

1□□ **尿管**は❶ ＿＿＿＿＿と❷ ＿＿＿＿＿をつなぐ約25～30cmの器官で、壁は**平滑筋**からなり、**蠕動**運動によって尿を輸送する。

2□□ **膀胱**は骨盤腔内にあり、内面は❸ ＿＿＿＿＿に覆われている。

3□□ 膀胱内の、左右の尿管の開口部を❹ ＿＿＿＿＿、尿道への開口部を❺ ＿＿＿＿＿という。

Answer

1）腎臓の構造と機能

⑰ブドウ糖　⑱近位
⑲アルドステロン　⑳バソプレシン
㉑血圧　㉒レニン
㉓アンジオテンシンⅠ
㉔アンジオテンシンⅡ
㉕アルドステロン　㉖ナトリウムイオン
㉗レニン・アンジオテンシン・アルドステロン系
㉘エリスロポエチン　㉙D
㉚カルシウム

2）尿管・膀胱・尿道の構造と機能

解答順不同→❶❷

❶腎臓　❷膀胱　❸移行上皮
❹尿管口　❺内尿道口

4□□ 膀胱内の、2つの尿管口と尿道開口部で囲まれた三角の部分を❻ _____ という。

5□□ 膀胱から尿道へ移行する**内尿道口**の周囲は❼ _____ が取り囲んでいる。男性ではこの部分が❽ _____ に接する。尿道の骨盤底貫通部には❾ _____ が存在する。これらの筋の収縮・弛緩によって**排尿**が行われる。

6□□ ❿ _____ は、男性では16〜20cm、女性では3〜4cmの長さがあり、膀胱から尿を排泄する。

3）排尿のしくみ（図5）

1□□ 膀胱に尿が溜まると❶ _____ が伸展し、その刺激が**大脳皮質**に伝わり❷ _____ を感じる。

2□□ 膀胱に尿が溜まっても漏れないようにする反射を❸ _____ という。このとき、下腹神経により**排尿筋**が❹ _____ 、**内尿道括約筋**が❺ _____ 、陰部神経により**外尿道括約筋**が❻ _____ する。

3□□ 排尿の準備ができると、大脳皮質から排尿の指示が出る。これを❼ _____ とよぶ。骨盤神経により、膀胱壁の排尿筋が❽ _____ し、内尿道括約筋が❾ _____ する。同時に陰部神経による外尿道括約筋の収縮が解かれ❿ _____ し、尿が排出される。

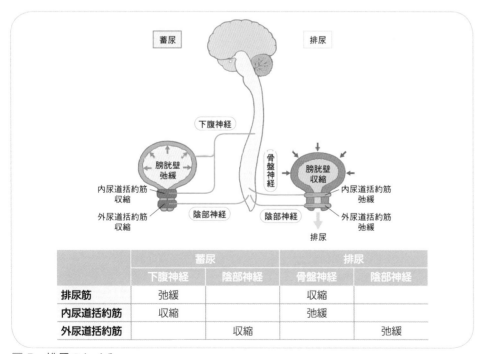

	蓄尿		排尿	
	下腹神経	陰部神経	骨盤神経	陰部神経
排尿筋	弛緩		収縮	
内尿道括約筋	収縮		弛緩	
外尿道括約筋		収縮		弛緩

図5　排尿のしくみ

Answer
2）尿管・膀胱・尿道の構造と機能
❻膀胱三角　❼内尿道括約筋
❽前立腺　❾外尿道括約筋
❿尿道

3）排尿のしくみ
❶膀胱壁　❷尿意　❸蓄尿反射
❹弛緩　❺収縮　❻収縮
❼排尿反射　❽収縮　❾弛緩
❿弛緩

4）男性生殖器の構造と機能（図6）

1 □□　男性生殖器は、❶＿＿＿＿＿＿＿、**付属生殖腺**（前立腺、精嚢、尿道球腺）、**精路、外生殖器**（陰茎）からなる。

2 □□　精巣は、❷＿＿＿＿＿という嚢の中にあり、**精子のもととなる**❸＿＿＿＿＿と、精子の形成を支持し栄養を与える❹＿＿＿＿＿**細胞**が存在する。

3 □□　精巣の間質にある**ライディッヒ細胞**からは、男性ホルモンである❺＿＿＿＿＿＿＿が分泌される。

4 □□　**精巣上体**は精巣の上にあり、精巣でつくられた❻＿＿＿＿＿を集め、**精管**に送る。精管は精巣上体の尾部から続き、前立腺を貫いて❼＿＿＿＿＿に注ぐ。

5 □□　**前立腺**は、膀胱の下方にあり、❽＿＿＿＿＿と射精管が通っている。精子の運動を活発にする乳白色の液を分泌する。

6 □□　**陰茎**は内部に❾＿＿＿＿＿**海綿体**と❿＿＿＿＿**海綿体**をもつ。海綿体内に血液が流入すると、勃起が起こる。

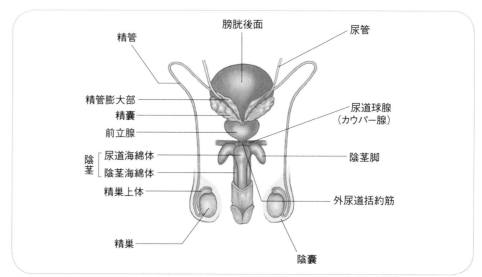

図6　男性生殖器の構造

Answer
4）男性生殖器の構造と機能
解答順不同→❾❿
❶精巣　❷陰嚢　❸精細胞
❹セルトリ　❺テストステロン
❻精子　❼尿道　❽尿道
❾陰茎　❿尿道

II 疾患ドリル

IgA 腎症

1 □□ IgA腎症は、**糸球体**の**メサンギウム領域**に免疫グロブリンの❶＿＿＿＿＿＿＿が沈着する慢性糸球体腎炎である。

2 □□ 長期にわたり無症状で経過する。健康診断などで尿異常が指摘され発見されることが多い。これを❷＿＿＿＿＿＿＿たんぱく尿・血尿という。

3 □□ 診断には、❸＿＿＿＿＿＿＿を行い、**蛍光抗体法**によりメサンギウム領域へのIgAの沈着を確認する。

4 □□ 治療は**食事療法**と**薬物療法**が基本となる。食事療法では塩分とたんぱく質を制限し、必要なエネルギー量を確保する。薬物療法では❹＿＿＿＿＿＿＿が用いられる。手術による口蓋扁桃摘出術が行われることもある。

5 □□ 緩やかに経過するが、20年以上の経過で❺＿＿＿＿＿＿＿となり腎代替療法を必要とすることもある。

Answer
IgA 腎症
❶IgA　❷チャンス　❸腎生検
❹副腎皮質ステロイド薬
❺末期腎不全

急性腎障害

1 □□ 急性腎障害（acute kidney injury；AKI）は、数時間から数日の間に急速に腎機能が低下するもので、❶＿＿＿＿＿＿＿の減少（非乏尿性のこともある）、浮腫、体重増加や、高カリウム血症などの電解質異常などを生じる。

2 □□ 尿量は、1日の尿量が2,500mL以上のときを多尿、400mL以下のときを❷＿＿＿＿＿＿＿、100mL以下のときを❸＿＿＿＿＿＿＿という。

3 □□ 急性腎障害は、原因によって、❹＿＿＿＿＿性、❺＿＿＿＿＿性、❻＿＿＿＿＿性に分けられる。

4 □□ **腎前性**は、腎臓そのものは正常であるが、循環血液量の減少や心拍出量の減少などで腎臓への❼＿＿＿＿＿＿＿が減少して生じる。

5 □□ **腎性**は、腎臓そのものの器質的病変による。❽＿＿＿＿＿＿＿の障害や薬剤性、腎前性からの移行などで生じる。

6 □□ **腎後性**は❾＿＿＿＿＿＿＿の閉塞により生じる。尿管、膀胱、尿道の閉塞などによる。

7 □□ 急性腎障害は、血清❿＿＿＿＿＿＿値と⓫＿＿＿＿＿＿＿により診断や重症度分類がなされる。

8 □□ 経過は、乏尿・無尿を呈する⓬＿＿＿＿＿＿＿、尿量が増加し40mL/kg/日以上の多尿傾向を示す**利尿期**、および**回復期**に分けられる。

study! **急性腎不全**

急速な腎機能の低下は従来、急性腎不全とよばれてきた。より早期に介入を目指すために新しい疾患概念として急性腎障害が提唱され、定義や診断基準、ガイドラインが定められた。

Answer
急性腎障害
解答順不同→❹～❻
❶尿量　❷乏尿　❸無尿
❹腎前　❺腎　❻腎後
❼血流量　❽糸球体　❾尿路
❿クレアチニン　⓫尿量　⓬乏尿期

腎

Ⅱ 疾患ドリル

慢性腎臓病

1) 病態・症状

学習日 1回目　2回目

1□□ 慢性腎臓病（chronic kidney disease；CKD）は、慢性的に腎障害が持続するすべての病態をとらえたもので、定義は、①**腎不全を示唆する所見**（尿異常、画像診断、血液、病理）の存在が明らか（特に0.15g/gCr以上のタンパク尿（30mg/gCr以上のアルブミン尿）の存在が重要）、または②❶＿＿＿＿＿＿＿＿＿＿60mL/分/1.73m²未満のうちの、片方または両方が❷＿＿＿＿＿＿か月以上持続することである。

2□□ **GFR**とは、単位時間に❸＿＿＿＿＿＿で濾過される水分量を表す。

3□□ 慢性腎臓病の原因疾患には、糖尿病の合併症である❹＿＿＿＿＿＿や、IgA腎症、腎硬化症などがあげられる。

4□□ 慢性腎臓病が進行すると、❺＿＿＿＿＿＿の低下がみられてくる。また、慢性腎臓病は、**心血管疾患**のリスクファクターである。病期が進展するにつれて、心血管疾患の危険度も上昇する。

5□□ 初期では自覚症状はほとんどないが、腎機能の低下が進行してくると、**高血圧**、**浮腫**、❻＿＿＿＿＿＿**尿**、**代謝性アシドーシス**などを起こす。

6□□ 腎機能低下に伴い、**赤血球**の造血因子である❼＿＿＿＿＿＿の産生が低下し、貧血をきたす。これを❽＿＿＿＿＿＿という。

7□□ 腎機能低下が進展すると、❾＿＿＿＿＿＿産生低下や二次性副甲状腺機能亢進症により、**骨病変**や血管などの**石灰化**をきたすCKD-MBD（CKDに伴う骨ミネラル代謝異常）を生じてくる。

8□□ 慢性腎臓病が進行し腎機能が著しく低下すると、❿＿＿＿＿＿腎不全に至る。この段階に至ると、⓫＿＿＿＿＿＿が現れるようになる。

表1　尿毒症の症状

精神症状	不眠症、イライラ感、幻覚	免疫不全症状	重症感染症、日和見感染
中枢神経症状	頭痛、意識障害、振戦、痙攣	骨障害	腎性骨症（線維性骨炎、骨軟化症）
末梢神経症状	知覚障害	体液量増加	
呼吸器症状	胸水貯留、肺水腫	眼症状	網膜症、網膜剥離、赤眼症候群
循環器症状	高血圧、心不全、不整脈	皮膚症状	色素沈着、瘙痒感
消化器症状	尿毒症性口臭、口内炎、食欲不振、悪心・嘔吐、下痢、消化管出血、腹水	電解質異常	高カリウム血症、高リン血症、低カルシウム血症、代謝性アシドーシス
血液所見	腎性貧血、易出血		

9□□ **尿毒症**では、体内に過剰に蓄積した⑫＿＿＿＿＿＿＿＿により、全身に多様な症状が
　　　　出現する（表1）。放置すると死に至る。

2）検査・治療

学習日　1回目　　　2回目
＿＿＿＿＿＿＿＿＿

1□□ 腎機能を評価する**血液検査**に、血清❶＿＿＿＿＿＿＿、血中❷＿＿＿＿
　　　　＿＿＿（❸＿＿＿＿＿＿）がある。前者の基準値は男性0.6〜1.1mg/dL、女性0.4〜
　　　　0.8mg/dL、後者は8〜20mg/dLである。腎機能が低下すると数値は上昇する。

2□□ 慢性腎臓病の**重症度**は、原因（cause；C）、❹＿＿＿＿＿＿＿で表される腎機能（GFR；
　　　　G）、❺＿＿＿＿＿＿尿（アルブミン尿；A）を合わせた❻＿＿＿＿＿＿**分類**
　　　　で評価される（表2）。GFRによる腎機能区分は、5段階に分類されている（グレー
　　　　ド3はさらにa、bに区分）。

表2　CKDの重症度分類

原疾患	たんぱく尿区分		A1	A2	A3
糖尿病性腎臓病	尿アルブミン定量（mg/日） 尿アルブミン/Cr比（mg/gCr）		正常	微量アルブミン尿	顕性アルブミン尿
			30未満	30〜299	300以上
高血圧性腎硬化症 腎炎 多発性嚢胞腎 移植腎 不明 その他	尿たんぱく定量（g/日） 尿たんぱく/Cr比（g/gCr）		正常	軽度たんぱく尿	高度たんぱく尿
			0.15未満	0.15〜0.49	0.50以上
GFR区分 （mL/分/ 1.73m²）	G1	正常または高値	≧90		
	G2	正常または軽度低下	60〜89		
	G3a	軽度〜中等度低下	45〜59		
	G3b	中等度〜高度低下	30〜44		
	G4	高度低下	15〜29		
	G5	高度低下〜末期腎不全	<15		

重症度は原疾患・GFR区分・たんぱく尿区分を合わせたステージにより評価する。CKDの重症度は死亡、末期腎不全、CVD死亡発症のリスクを緑■のステージを基準に、黄■、オレンジ■、赤■の順にステージが上昇するほどリスクは上昇する。
（KDIGO CKD guideline 2012を日本人用に改変）
注：わが国の保険診療では、アルブミン尿の定量測定は、糖尿病または糖尿病性早期腎症であって微量アルブミン尿を疑う患者に対し、3か月に1回に限り認められている。糖尿病において、尿定性で1＋以上の明らかな尿たんぱくを認める場合は尿アルブミン測定は保険で認められていないため、治療効果を評価するために定量検査を行う場合は尿たんぱく定量を検討する。
出典／日本腎臓学会編：エビデンスに基づくCKD診療ガイドライン2023，東京医学社，2023，p.4.

3□□ 慢性腎臓病では、生活管理や**食事療法**、❼＿＿＿＿＿＿＿が行われる。

4□□ 食事療法では、**低❽＿＿＿＿＿＿食、カリウム制限、リン制限、❾＿＿＿＿**
　　　　制限が必要である。エネルギーは必要量が確保されるようにする。塩分制限では、
　　　　食塩摂取量を1日⑩＿＿＿g未満とするのが望ましい。

5□□ 薬物療法では、浮腫には⑪＿＿＿＿＿、高血圧には降圧薬、腎性貧血には⑫
　　　　＿＿＿＿＿＿＿＿製剤や鉄剤、高リン血症にはリン吸着薬などを用いる。

Answer
1）病態・症状
⑫尿毒素

Answer
2）検査・治療
❶クレアチニン　❷尿素窒素
❸BUN　❹GFR　❺たんぱく
❻CGA　❼薬物療法　❽たんぱく
❾塩分　⑩6　⑪利尿薬
⑫エリスロポエチン

6□□ 末期腎不全に至ると、**⑬**＿＿＿＿＿＿＿＿＿が必要となる。これには**透析療法**と

⑭＿＿＿＿＿＿＿がある。

3）腎代替療法（透析療法、腎移植）

学習日 1回目　　　2回目 ＿＿＿＿＿＿＿＿

1□□ 透析療法には、**血液透析**と**❶**＿＿＿＿＿＿＿＿の2種類がある。

2□□ 血液透析は、血液を**体外循環**させて**❷**＿＿＿＿＿＿＿を介して透析液と接触させ、拡散、限外濾過の原理により、**❸**＿＿＿＿＿＿＿や水分などを除去する方法である。

3□□ 体外循環させるための血液の経路を、**バスキュラーアクセス**という。一般には、**❹**＿＿＿＿＿＿静脈と**❺**＿＿＿＿＿＿動脈を吻合する**❻**＿＿＿＿＿＿＿を、利き腕と反対側の腕に造設する。

4□□ 血液透析導入開始当初は、血液と脳の間に浸透圧差が生じて、頭痛・悪心・嘔吐などを呈す**❼**＿＿＿＿＿＿＿が生じやすい。

5□□ **シャントの管理**では、**❽**＿＿＿＿＿＿（ザーザーという連続的な拍動音）と**❾**＿＿＿＿＿＿（血流による振動）の観察を行う。

6□□ シャントを造設した側の腕では、**❿**＿＿＿＿＿や血圧測定、重い荷物を持つことなどを禁止し、閉塞、**⓫**＿＿＿＿＿＿、出血から保護する。

7□□ 血液透析の食事療法では、**水分制限、⓬**＿＿＿＿＿＿制限（6g/日以下）、たんぱく質、カリウム、リンの制限などを行う。

8□□ 長期の血液透析により、**骨病変**や**二次性⓭**＿＿＿＿＿＿**機能亢進症、⓮**＿＿＿＿＿＿＿による関節の腫脹や疼痛、高血圧、不整脈、心不全などの心血管系合併症、**⓯**＿＿＿＿＿＿、免疫異常、透析瘙痒症が起こりやすい。

9□□ **腹膜透析**は、**カテーテル**を通して**⓰**＿＿＿＿＿＿内に**透析液**を注入し、老廃物や**⓱**＿＿＿＿＿＿を体内から除去する方法である。**連続携行式腹膜透析（⓲**＿＿＿＿＿＿）では、透析液の交換は1日に**⓳**＿＿＿＿＿＿回行う。

10□□ 腹膜透析の手法として、機械を使って夜間就寝中に透析液を入れ替える**⓴**＿＿＿＿＿＿（APD）などもある。

11□□ 腹膜透析の主要な合併症に**㉑**＿＿＿＿＿＿や**カテーテル出口部感染、トンネル感染**がある。バッグ交換や入浴時などの処置では清潔を心がける。

12□□ 腹膜透析では、透析液から**㉒**＿＿＿＿＿＿が移行するため、摂取エネルギーを制限する。

13□□ **腎移植**には、親族などからの腎臓の提供を受ける**㉓**＿＿＿＿＿＿と、脳死・心停止者から提供を受ける**㉔**＿＿＿＿＿＿がある。

14□□ 腎移植後は**拒絶反応**を抑制するために、**㉕**＿＿＿＿＿＿を服用する。

Ⅱ 疾 患 ド リ ル

腎盂腎炎 （急性単純性腎盂腎炎）

学習日　1回目 ＿＿＿＿＿　2回目 ＿＿＿＿＿

1□□　腎盂腎炎は、❶＿＿＿＿＿＿、**腎盂**、**腎杯**に細菌感染が及ぶもので、性別では
❷＿＿＿＿＿に多い。原因菌としては、**グラム陰性桿菌**が多い。

2□□　症状として、38℃を超える**発熱**、**腰背部痛**などがある。所見では、肋骨脊柱角❸＿＿＿
＿＿＿＿痛がみられる。

3□□　尿路の状態を確認するには、❹＿＿＿＿＿＿＿＿＿（IVU）が行われる。尿培養
では**起炎菌**を同定する。

4□□　治療では、❺＿＿＿＿＿＿が投与される。

※慢性や複雑性の腎盂腎炎は臨床像が異なる。

Answer
腎盂腎炎
❶腎実質　❷女性　❸叩打
❹静脈性尿路造影
❺抗菌薬

水腎症

学習日　1回目 ＿＿＿＿＿　2回目 ＿＿＿＿＿

1□□　水腎症は、尿路通過障害により尿がうっ滞し、❶＿＿＿＿＿＿や腎杯が拡張したも
のをいう。同様の原因により尿管が拡張したものは**水尿管症**という。

2□□　水腎症の原因となる**尿路通過障害**を起こすものとして、❷＿＿＿＿＿＿肥大、前
立腺がん、尿路結石、膀胱がん、神経因性❸＿＿＿＿＿＿、尿道狭窄、腎盂尿管移
行部狭窄症などがある。

3□□　治療では、腎盂尿管移行部狭窄では❹＿＿＿＿＿＿＿が行われる。腎機能の障
害が高度な場合は❺＿＿＿＿＿＿が行われることもある。

Answer
水腎症
❶腎盂　❷前立腺　❸膀胱
❹腎盂形成術　❺腎摘出術

膀胱炎 （急性単純性膀胱炎）

学習日　1回目 ＿＿＿＿＿　2回目 ＿＿＿＿＿

1□□　膀胱炎は、❶＿＿＿＿＿に細菌感染が及ぶもので、性別では❷＿＿＿＿＿に多
い。原因菌としては、❸＿＿＿＿＿**陰性桿菌**が多い。

2□□　症状として、❹＿＿＿＿＿＿、**頻尿**、**尿混濁**がある。また、残尿感なども生じる。
腎盂腎炎と異なり、発熱は基本的にはみられない。

3□□　治療では抗菌薬を投与する。また、❺＿＿＿＿＿の摂取を勧める。

※慢性や複雑性の膀胱炎は臨床像が異なる

Answer
膀胱炎
❶膀胱　❷女性　❸グラム
❹排尿時痛　❺水分

139

Ⅱ 疾患ドリル

膀胱がん

1）病態・症状

学習日　1回目　2回目

1 □□　膀胱がんは、膀胱の**尿路上皮**に発生する悪性腫瘍で、ほとんどは❶ ＿＿＿＿＿＿＿＿＿＿＿＿＿＿がんである。ほかには扁平上皮がん、腺がんがある。

2 □□　好発部位は、❷ ＿＿＿＿＿＿＿＿＿＿＿＿や尿管口付近である。

3 □□　発症の危険因子として❸ ＿＿＿＿＿＿＿＿＿がある。また、❹ ＿＿＿＿＿＿＿＿＿＿＿への**職業的曝露**も危険因子とされ、**職業性膀胱がん**として注目されている。

4 □□　初発症状として、痛みのない無症候性の**肉眼的**❺ ＿＿＿＿＿＿＿＿＿＿がみられることが多い。頻尿や排尿時痛などの**膀胱刺激症状**が起こることもある。

study!　芳香族アミン

繊維製品の染料に用いられる物質から生成される。

2）検査・治療

学習日　1回目　2回目

1 □□　**膀胱鏡検査**は、経❶ ＿＿＿＿＿＿＿＿＿的に内視鏡を挿入し、尿道や膀胱内を観察して発生部位、大きさ、性状を観察する。

2 □□　**経尿道的生検**により確定診断を得る。表在性のがんに対しては❷ ＿＿＿＿＿＿＿＿＿＿＿＿＿＿＿＿＿＿＿＿（TUR-BT）として治療も兼ねる。

3 □□　治療では、筋層に浸潤していない場合はTUR-BTを行う。浸潤度の高いものには、❸ ＿＿＿＿＿＿＿＿＿＿＿＿を行う。膀胱全摘除とあわせて、骨盤リンパ節郭清術や**尿路変向術**も実施する。

4 □□　尿路変向術には、尿管皮膚瘻造設術、❹ ＿＿＿＿＿＿＿＿＿＿＿、自然排尿型代用膀胱造設術などがある。尿管皮膚瘻は尿管を直接おなかから外に出しており、回腸導管は回腸の一部を用い尿管とつないでストーマを造設している（図1）。

5 □□　**回腸導管術**では、❺ ＿＿＿＿＿＿＿＿＿の一部を切除し、導管として利用する。一般に肛門側を出口として**右下腹部**に開口させる。

かおりん point　手術療法

筋層非浸潤性膀胱がんでは、経尿道的膀胱腫瘍摘出術が適応される場合があります。

Answer

1）病態・症状

❶移行上皮　❷膀胱三角部
❸喫煙　❹芳香族アミン　❺血尿

2）検査・治療

❶尿道
❷経尿道的膀胱腫瘍切除術
❸膀胱全摘除術　❹回腸導管術
❺回腸

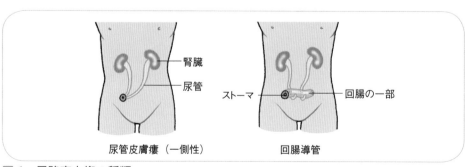

尿管皮膚瘻（一側性）　　　回腸導管

図 1　尿路変向術の種類

Ⅱ 疾 患 ド リ ル

前立腺がん

1 □□ 前立腺がんは、❶_____に生じる悪性腫瘍で、大部分は**腺がん**である。50歳以上の男性に好発する。前立腺の中心領域、移行領域、辺縁領域のうち、多くは❷_____**領域**に発生する。

2 □□ 早期は**無症状**が多い。進行すると血尿や❸_____などが生じる。

3 □□ 前立腺がんは❹_____へ転移しやすく、腰痛などの骨痛や❺_____などをきたしうる。

4 □□ ❻_____で前立腺に**結節**を触知する（早期には触れないこともある）。

5 □□ 前立腺の**腫瘍マーカー**である❼_____が高値を示す。

6 □□ 確定診断には❽_____による組織検査を行う。骨転移の有無は❾_____で確認する。

7 □□ 手術療法としては、一般に❿_____が行われるが、早期の場合は**経尿道的前立腺切除術（TUR-P）**も行われる。

8 □□ 限局性進行がんや一部の早期がんでは⓫_____療法が行われる。

9 □□ 転移がんや高齢者では⓬_____療法が行われる。内分泌療法では、LH-RH**作動薬**や⓭_____が用いられる。

Answer
前立腺がん
❶前立腺　❷辺縁　❸排尿障害
❹骨　❺骨折　❻直腸指診
❼前立腺特異抗原（PSA）
❽前立腺生検　❾骨シンチグラフィ
❿根治的前立腺摘除術　⓫放射線
⓬内分泌　⓭抗アンドロゲン薬

前立腺肥大症

1 □□ 前立腺肥大症は、❶_____が**過形成**により腫大して**下部尿路を閉塞**し、❷_____を呈するものである。高齢の男性に好発する。一般に、尿道周囲の**移行領域**に発生する。

2 □□ 症状は、❸_____、**頻尿**、**尿意切迫感**、**夜間頻尿**、**尿勢低下**、**尿閉**などがみられる。

3 □□ 尿路閉塞により膀胱の**残尿量**が増え、尿が徐々に漏れ出る❹_____性尿失禁が生じる。進行すると❺_____をきたし**腎後性腎不全**になることもある。

4 □□ 自覚症状の評価として❻_____が用いられる。

5 □□ ❼_____で排尿機能を検査する。また、❽_____では肥大した前立腺を触知する。

6 □□ 症状が軽度の場合には、❾_____を用いた**薬物療法**を行う。

7 □□ 手術療法では、一般的に❿_____が行われる。

Answer
前立腺肥大症
❶前立腺　❷下部尿路症状
❸残尿感　❹溢流　❺水腎症
❻国際前立腺症状スコア（IPSS）
❼尿流測定　❽直腸指診
❾α_1遮断薬
❿経尿道的前立腺切除術（TUR-P）

Ⅱ 疾患ドリル

尿失禁

1 □□　尿失禁は、本人の意思に拠らず**不随意に❶**＿＿＿＿＿＿＿が漏れ出るもので、**器質性尿失禁**と**機能性尿失禁**に区分できる。器質性尿失禁には腹圧性尿失禁、切迫性尿失禁、溢流性尿失禁、反射性尿失禁、真性尿失禁がある。

2 □□　**腹圧性尿失禁**は、咳やくしゃみなどで**❷**＿＿＿＿＿＿＿が上昇すると尿が漏れ出る。**❸**＿＿＿＿＿＿＿の脆弱化や尿道括約筋の機能低下などによる。中高年の**❹**＿＿＿＿＿に多い。保存療法では骨盤底筋体操を行う。

3 □□　**❺**＿＿＿＿＿**尿失禁**は、突然の強い**❻**＿＿＿＿＿が起こり、膀胱の抑制がきかずにトイレに間に合わずに漏れる。**過活動膀胱**や**神経因性膀胱**などで起こる。

4 □□　**溢流性尿失禁**は、**❼**＿＿＿＿＿が閉塞して残尿が増えて膀胱内圧が上昇し、少しずつ尿が漏れ出てくる。**前立腺肥大症**で起こりやすい。

5 □□　**反射性尿失禁**は、**❽**＿＿＿＿＿を感じないまま、反射的に排尿筋が不随意に収縮して尿が漏れる。脊髄損傷などで生じる。

6 □□　**真性尿失禁**は、**❾**＿＿＿＿＿の障害により、常に尿が漏れ出る。

7 □□　**機能性尿失禁**は、排尿機構に問題はないが、**❿**＿＿＿＿＿への移動や排尿行動に時間がかかったり適切に行えずに尿が漏れてしまう。認知症やADL低下などで起こりやすい。

尿路結石

1 □□　尿路結石は、腎臓から尿道に至る尿路内に**❶**＿＿＿＿＿が生じて様々な症状を呈する疾患をいう。**❷**＿＿＿＿＿**尿路結石**（**腎結石、尿管結石**）と、**❸**＿＿＿＿＿**尿路結石**（**膀胱結石、尿道結石**）に分けられる。前者がほとんどを占める。

2 □□　結石の成分は、**シュウ酸カルシウム**が大半で、**❹**＿＿＿＿＿＿＿で生じやすい。

3 □□　**上部尿路結石**の症状は、**❺**＿＿＿＿＿、**血尿、結石の排泄**である。特に尿管結石では急性発症の腰背部・側腹部の**疝痛発作**を生じる。

4 □□　**下部尿路結石**では、**❻**＿＿＿＿＿や**排尿痛、排尿障害**などがみられる。

5 □□　治療は、**保存療法**により結石の自然排出を促す。また、積極的結石除去では、上部尿路結石で**❼**＿＿＿＿＿＿＿が行われるほか、部位に応じて経皮・経尿道的な**砕石術**も行われる。

Ⅲ 復習 ○ × 問 題

「解剖生理ドリル」と「疾患ドリル」で学習した内容が理解できているか、○×問題に答えて確認しましょう！　発展問題も含まれていますのでチャレンジしてみてください。

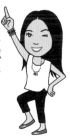

Q　次の問題に○または×で答えてください。

❶ ネフロンは糸球体とボウマン嚢とで構成される。　○ ×

❷ 通常、原尿の50％程度が尿細管・集合管において再吸収される。　○ ×

❸ アンジオテンシンⅡは血管を拡張させる作用をもつ。　○ ×

❹ 膀胱の内面は移行上皮に覆われている。　○ ×

❺ 排尿時には内尿道括約筋は弛緩する。　○ ×

❻ 精巣のライディッヒ細胞は精子のもととなる。　○ ×

❼ 急性腎不全の腎性腎不全は腎臓そのものの器質的病変による。　○ ×

❽ 腎機能が低下すると、血清クレアチニンや血中尿素窒素値が低下する。　○ ×

❾ 慢性腎臓病は、腎障害を示す所見またはGFR＜60mL/分/1.73m²が1か月持続すれば診断される。　○ ×

❿ 慢性腎臓病では心血管疾患のリスクが高まる。　○ ×

⓫ 慢性腎臓病では貧血を呈することがある。　○ ×

⓬ 膀胱がんではアスベストへの職業的曝露が危険因子となる。　○ ×

⓭ 膀胱がんに対する尿路変向術では一般に右下腹部に尿路の出口を造設する。　○ ×

⓮ 前立腺肥大症は前立腺の内腺が肥大し、前立腺がんは前立腺の外腺より発生する。　○ ×

⓯ 前立腺がんの腫瘍マーカーとしてPSAが用いられる。　○ ×

⓰ 溢流性尿失禁では骨盤底筋群を鍛える。　○ ×

⓱ 尿路結石は下部の尿路結石（膀胱結石、尿道結石）が多くを占める。　○ ×

⓲ 血液透析のバスキュラーアクセスの造設は尺骨動脈－尺側皮静脈の吻合が一般的である。　○ ×

⓳ 腹膜透析では、透析液からたんぱく質が移行する。　○ ×

⓴ 腎盂腎炎、膀胱炎の原因菌は、グラム陽性桿菌が多い。　○ ×

A

❶×ネフロンは、糸球体とボウマン嚢からなる腎小体と、尿細管とで構成される ❷×原尿の99％程度が尿細管・集合管において再吸収される ❸×血管を収縮させ、血圧を上昇させる ❹○移行上皮に覆われ伸縮性に富む ❺○ ❻×ライディッヒ細胞はテストステロンを分泌する ❼○ ❽×腎不全ではこれらの血中濃度が上昇する ❾×3か月以上の持続で診断される ❿○ ⓫○腎機能が低下し、赤血球の産生を促すエリスロポエチンの産生が低下する ⓬×芳香族アミンへの職業的曝露がリスクとなる。アスベストは肺がんや中皮腫の危険因子 ⓭○ ⓮○ ⓯○ ⓰×骨盤底筋群を鍛えると効果的なのは腹圧性尿失禁 ⓱×上部尿路結石（腎結石、尿管結石）が多い ⓲×橈骨動脈－橈側皮静脈の吻合が一般的である ⓳×グルコースの移行がある ⓴×グラム陰性桿菌が多い

腎

Ⅳ 力だめし国試問題

ここまでの知識を踏まえて国試問題にトライしてみましょう！ 選択肢ひとつずつについて、正否の根拠・理由まで考えてみてください。

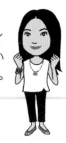

(1) 慢性腎臓病の説明で正しいのはどれか。
chronic kidney disease

1．糖尿病腎症は含まれない。
diabetic nephropathy

2．病期分類の５期から蛋白制限が必要である。

3．腎障害を示す所見が１週間持続すれば診断できる。

4．糸球体濾過量（GFR）の低下は診断の必要条件である。

5．病期の進行とともに心血管疾患のリスクも高くなる。

(1) 解答 5
たんぱく制限は個々の患者や病態ごとに検討する必要があるが、「慢性腎臓病に対する食事療法基準2014年版」では、たんぱく質摂取量の基準として、G3a期：0.8〜1.0g/kg標準体重/日、G3b期以降：0.6〜0.8g/kg標準体重/日が示されている。GFRの低下がなくても腎障害が明らかで、３か月以上持続すればCKDと診断される。

(2) 骨盤底筋訓練が最も有効なのはどれか。

1．溢流性尿失禁
overflow incontinence of urine

2．切迫性尿失禁
urge incontinence of urine

3．反射性尿失禁
reflex incontinence of urine

4．腹圧性尿失禁
stress incontinence of urine

(2) 解答 4
骨盤底筋訓練は、骨盤底筋群の収縮と弛緩を意識的に繰り返すことで、弱まった骨盤底筋群の筋力を強化しようとするものである。骨盤底筋群の筋力低下により生じる腹圧性尿失禁で効果が高い。

(3) 膀胱癌について正しいのはどれか。
bladder cancer

1．女性に多い。

2．尿路上皮癌より腺癌が多い。

3．経尿道的生検によって治療法を決定する。

4．表在性の癌に対して膀胱全摘除術が行われる。

(3) 解答 3
×１：男女比は、３〜４：１で男性に多い。
×２：膀胱がんはほとんどが尿路上皮癌である。
○３：膀胱がんでは、経尿道的内視鏡検査により生検を行って病理検査にて組織型や異型度、深達度を診断し、治療法を決定する。
×４：表在性あるいは筋層非浸潤癌の場合は、TUR-BT（経尿道的膀胱腫瘍切除術）を行う。筋層浸潤がんの場合は、膀胱全摘出術が行われる。

(4) 前立腺肥大症で正しいのはどれか。 2つ選べ。
benign prostatic hyperplasia

1．進行すると水腎症となる。
hydronephrosis

2．外科治療は経尿道的前立腺切除術を行う。

3．直腸診で石の様な硬さの前立腺を触知する。

4．前立腺を縮小させるために男性ホルモン薬を用いる。

5．前立腺特異抗原（prostate specific antigen：PSA）値が100ng/mL以上となる。

(4) 解答 1、2
○１：進行すると残尿量が増し、水腎症になることがある。
○２：手術療法では一般的に経尿道的前立腺切除術（TUR-P）が行われる。
×３：表面が不整で石のように硬い腫瘤は前立腺がんの場合が多い。
×４：男性ホルモンは前立腺細胞を増殖させる。縮小させるには抗男性ホルモン薬を用いる。
×５：PSAは前立腺がんの腫瘍マーカーで、100ng/mL以上の異常値は前立腺がんで起こるものと考えられる。

第11章

女性生殖器・乳腺

かおりん advice

この章では
つぎのポイントについて
理解を深めていきましょう！

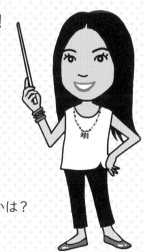

☑女性生殖器の構造は？

☑妊娠のしくみは？

☑性周期と関連するホルモンは？

☑妊娠高血圧症候群の症候分類と病型分類は？

☑妊娠糖尿病の定義と診断基準は？

☑前置胎盤と常位胎盤早期剥離の病態や症状の違いは？

☑婦人科がんの原因と危険因子は？

I 解剖生理ドリル

1）女性生殖器・乳腺の構造（図1、2）

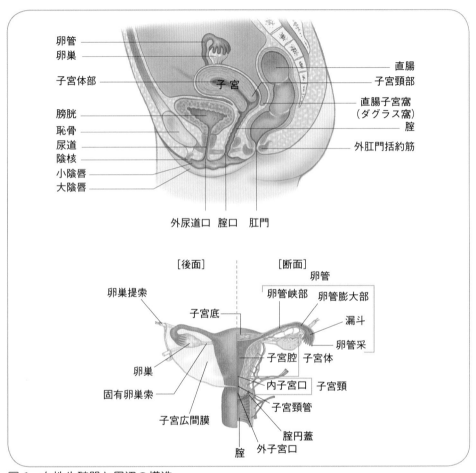

図1　女性生殖器と周辺の構造

1□□　女性生殖器は❶＿＿＿＿＿＿と**内性器**に分けられる。内性器は、❷＿＿＿＿＿、
❸＿＿＿＿＿、**卵管、卵巣**からなる。外性器は❹＿＿＿＿＿ともよばれ、**恥丘、
大陰唇、小陰唇、腟前庭**、❺＿＿＿＿＿からなる。

2□□　子宮は骨盤腔内の❻＿＿＿＿＿と❼＿＿＿＿＿との間に存在し、鶏卵大で長径
7〜8cm、横径約4cmの扁平な形をしている。

3□□　子宮下部1/3の狭い部分を❽＿＿＿＿＿、上部2/3の広い部分を❾＿＿＿＿＿
＿＿という。子宮体部の上部に広がった部分は**子宮底**とよばれる。

4□□　子宮と直腸の間のくぼみを直腸子宮窩（❿＿＿＿＿＿＿）という。

Answer

1）女性生殖器・乳腺の構造

解答順不同→❷❸、❻❼

❶外性器　❷腟　❸子宮　❹外陰
❺会陰　❻膀胱　❼直腸
❽子宮頸部　❾子宮体部
❿ダグラス窩

5□□ 子宮壁は、⓫＿＿＿＿＿（粘膜）、**子宮筋層**、**子宮外膜**（漿膜）の3層からなる。

6□□ 子宮動脈や腟動脈は⓬＿＿＿＿動脈の枝であり、卵管にも分布する。

7□□ 卵巣は、骨盤腔内で⓭＿＿＿＿の左右両側に位置する。表層の皮質と、深部の髄質からなる。

8□□ **卵巣**は⓮＿＿＿＿を成熟させたり、卵胞から女性ホルモンの卵胞ホルモン（⓯＿＿＿＿）と黄体ホルモン（⓰＿＿＿＿）を放出するはたらきがある。

9□□ **卵管**は、⓱＿＿＿＿、卵管膨大部、卵管間質部、卵管峡部からなる。

10□□ 腟内には⓲＿＿＿＿が存在し、病原菌の侵入を防いでいる。

11□□ ⓳＿＿＿＿は、腟前庭の後方左右に存在し、小陰唇の内側に開口する。粘液を分泌する。

12□□ 乳房は、大胸筋の上にあり、⓴＿＿＿＿と脂肪組織、これらを支える結合組織からなる。**乳腺**には、乳汁を産生する**小葉**と、乳汁の導管である**乳管**がある（図2）。

女

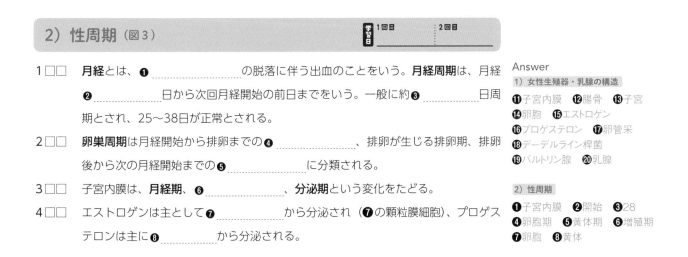

図2 乳房

2）性周期（図3）

1□□ **月経**とは、❶＿＿＿＿の脱落に伴う出血のことをいう。**月経周期**は、月経❷＿＿＿＿日から次回月経開始の前日までをいう。一般に約❸＿＿＿＿日周期とされ、25〜38日が正常とされる。

2□□ **卵巣周期**は月経開始から排卵までの❹＿＿＿＿、排卵が生じる排卵期、排卵後から次の月経開始までの❺＿＿＿＿に分類される。

3□□ 子宮内膜は、**月経期**、❻＿＿＿＿、**分泌期**という変化をたどる。

4□□ エストロゲンは主として❼＿＿＿＿から分泌され（❼の顆粒膜細胞）、プロゲステロンは主に❽＿＿＿＿から分泌される。

Answer

1）**女性生殖器・乳腺の構造**

⓫子宮内膜　⓬腸骨　⓭子宮
⓮卵胞　⓯エストロゲン
⓰プロゲステロン　⓱卵管采
⓲デーデルライン桿菌
⓳バルトリン腺　⓴乳腺

2）**性周期**

❶子宮内膜　❷開始　❸28
❹卵胞期　❺黄体期　❻増殖期
❼卵胞　❽黄体

5□□　プロゲステロンは視床下部の体温中枢に作用し、体温上昇に関与している。プロゲステロンにより排卵後の基礎体温は❾＿＿＿＿＿＿＿＿を示す。

6□□　卵胞は卵巣内で1つずつ順番に成熟する。成熟した卵胞が破れて、❿＿＿＿＿＿＿＿（二次卵母細胞）が腹腔内に飛び出すことを排卵という（図4）。

7□□　卵胞は排卵後数日で黄体となる。黄体は、排卵された⓫＿＿＿＿＿＿＿が受精して妊娠が起こると持続するが、受精が行われないと間もなく退化し、⓬＿＿＿＿＿＿＿が開始される。

8□□　受精は⓭＿＿＿＿＿＿＿＿で行われる。受精卵は分裂を繰り返しながら、受精後3～4日で子宮内腔に移動する。

9□□　子宮内腔に移動した受精卵は⓮＿＿＿＿＿＿＿＿に付着し、子宮粘膜下に入っていく。これを⓯＿＿＿＿＿＿＿という。

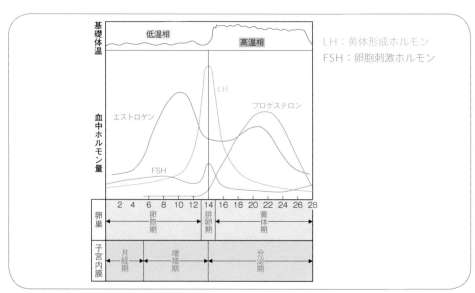

図3　性周期

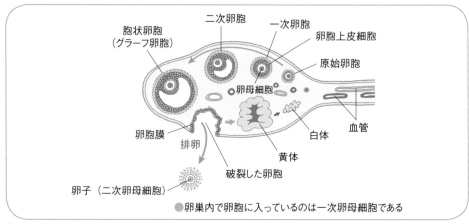

●卵巣内で卵胞に入っているのは一次卵母細胞である

図4　卵胞の成熟と排卵

Answer
2）性周期
❾高温相　❿卵子　⓫卵子
⓬月経　⓭卵管膨大部
⓮子宮内膜　⓯着床

Ⅱ 疾患ドリル

妊娠時異常・妊娠関連疾患

1）妊娠高血圧症候群（表1、2）

1□□ **妊娠高血圧症候群**とは、妊娠時に❶ ＿＿＿＿＿＿＿ を認めた場合をいう。

2□□ 妊娠高血圧症候群の病型分類には、**妊娠高血圧、❷** ＿＿＿＿＿＿＿、**加重型妊娠高血圧腎症、❸** ＿＿＿＿＿＿＿ がある。

表1　妊娠高血圧症候群の重症度の分類

重症度	定義
重症	1. すべての病型分類において、収縮期血圧160mmHg以上または拡張期血圧110mmHg以上の場合 2. 妊娠高血圧腎症・加重型妊娠高血圧腎症において、母体の臓器障害または子宮胎盤機能不全を認める場合

表2　妊娠高血圧症候群の病型分類

病型	定義
妊娠高血圧腎症	妊娠20週以降に初めて高血圧が発症し、かつたんぱく尿、各種臓器障害、子宮胎盤機能不全のいずれかを伴うもので、分娩後12週までに正常に回復する場合
妊娠高血圧	妊娠20週以降に初めて高血圧が発症し、分娩後12週までに正常に回復する場合で、妊娠高血圧腎症に当てはまらないもの
加重型妊娠高血圧腎症	1. 高血圧が妊娠前あるいは妊娠20週までに存在し、妊娠20週以降にたんぱく尿もしくは各種臓器障害を伴う場合 2. 高血圧とたんぱく尿が妊娠前あるいは妊娠20週までに存在し、妊娠20週以降にいずれかまたは両症状が増悪する場合 3. たんぱく尿のみを呈する腎疾患が妊娠前あるいは妊娠20週までに存在し、妊娠20週以降に高血圧が発症する場合 4. 高血圧が妊娠前あるいは妊娠20週までに存在し、妊娠20週以降に子宮胎盤機能不全を伴う場合
高血圧合併妊娠	高血圧が妊娠前あるいは妊娠20週までに存在し、加重型妊娠高血圧腎症を発症していない場合

3□□ 発症の危険因子として、❹ ＿＿＿＿＿＿＿、高齢妊婦、肥満、❺ ＿＿＿＿＿＿＿ 妊娠、高血圧や糖尿病の既往、などがあげられている。

4□□ 合併症として、❻ ＿＿＿＿＿＿＿、播種性血管内凝固症候群（DIC）、脳出血、肺水腫、胎児発育不全などがある。

5□□ 栄養指導として、非妊娠時の❼ ＿＿＿＿＿＿＿（kg）×30kcal＋200kcal/日（非妊娠時のBMIが24以上の場合は「＋200kcal」はしない）、塩分7〜8g/日など。

女

Answer
1）妊娠高血圧症候群

解答順不同→❷❸
❶高血圧　❷妊娠高血圧腎症
❸高血圧合併妊娠　❹初産婦
❺多胎　❻常位胎盤早期剥離
❼理想体重

2）妊娠糖尿病

1□□　妊娠糖尿病とは、妊娠中にはじめて発見または発症した糖尿病に至っていない❶＿＿＿＿＿＿＿＿をいう。妊娠中の明らかな糖尿病、糖尿病合併妊娠は含めない（表3）。

2□□　「妊娠中の明らかな糖尿病」は、妊娠前に見逃されていた糖尿病と、妊娠中の糖代謝の変化の影響を受けた糖代謝異常、および妊娠中に発症した1型糖尿病をいう。すでに糖尿病と診断されている女性が妊娠した場合は❷＿＿＿＿＿＿＿＿という。

表3　妊娠糖代謝異常の診断基準

妊娠糖尿病
75gOGTT において次の基準の1点以上を満たした場合に診断する。 ①空腹時血糖値≧　92mg/dL（5.1mmol/L） ②1時間値　　≧180mg/dL（10.0mmol/L） ③2時間値　　≧153mg/dL（8.5mmol/L）
妊娠中の明らかな糖尿病
以下のいずれかを満たした場合に診断する。 ①空腹時血糖値≧126mg/dL ②HbA1c 値≧6.5% ＊随時血糖値≧200mg/dL あるいは 75gOGTT で2時間値≧200mg/dL の場合は、妊娠中の明らかな糖尿病の存在を念頭に置き、①または②の基準を満たすかどうか確認する。
糖尿病合併妊娠
①妊娠前にすでに診断されている糖尿病 ②確実な糖尿病網膜症があるもの

3□□　糖代謝異常を合併した妊娠では合併症として、母体には❸＿＿＿＿＿＿＿、羊水過多症、妊娠高血圧症候群などが起こる。胎児には、胎児発育不全、胎児機能不全、先天奇形、❹＿＿＿＿＿＿＿などが起こる。新生児には、❺＿＿＿＿＿＿＿、多血症、高ビリルビン血症などが起こる。

4□□　合併症予防のため、厳格な❻＿＿＿＿＿＿管理が必要である。血糖の目標値は、空腹時70〜100mg/dL、食後2時間値で❼＿＿＿＿＿mg/dL未満である。治療は食事療法を行い、血糖コントロールが不十分な場合は❽＿＿＿＿＿＿療法を行う。

study! **薬物療法**

妊婦や妊娠が疑われる場合には血糖降下薬は用いない。

Answer

2）妊娠糖尿病

❶糖代謝異常　❷糖尿病合併妊娠
❸流・早産　❹巨大児
❺呼吸窮迫症候群　❻血糖
❼120　❽インスリン

3）流産・早産

❶22　❷12　❸切迫　❹胎児
❺妊娠

3）流産・早産

1□□　妊娠❶＿＿＿＿＿週未満の妊娠の中断を**流産**という。❷＿＿＿＿＿週未満のものを**早期流産**、それ以降のものを**後期流産**とする。

2□□　❸＿＿＿＿＿**流産**は、流産発生の危険がある状態で、少量の出血はあるが❹＿＿＿＿＿や付属物はまだ排出されておらず、❺＿＿＿＿＿の継続が可能な状態をいう。

3□□ **稽留流産**は、胎児（胎芽）が子宮内で死亡しているが❻_____で子宮内に停滞している状態をいう。

4□□ **早産**とは、妊娠❼_____週０日から❽_____週６日の間の分娩をいう。様々な原因で自然に分娩に至る自然早産と、人為的に出産させる人工早産がある。

5□□ **切迫早産**とは、妊娠22週０日から36週６日の間に、規則的な❾_____と頸管熟化がみられ、❿_____の危険性が高い状態をいう。

study! **正期産、過期産**
正期産：37週０日から41週６日までの分娩
過期産：42週０日以降の分娩

4）前置胎盤（表4）

学習日 1回目_____ 2回目_____

1□□ 胎盤が正常より低い位置の子宮壁に付着し、❶_____を覆うかその辺縁に及んでいるものを前置胎盤という。内子宮口を覆う程度により、❷_____**前置胎盤**、❸_____**前置胎盤**、❹_____**前置胎盤**などに分類される。

2□□ 初発症状としては、妊娠中期以降に❺_____の性器出血がみられることが多い。その後同様の出血を繰り返す。

5）常位胎盤早期剥離（表4）

学習日 1回目_____ 2回目_____

1□□ **常位胎盤早期剥離**とは、正常位置（子宮体部）に付着している❶_____が、妊娠中や分娩経過中の胎児娩出前に❷_____より剥離した状態をいう。

2□□ 症状として、突然の❸_____と、板状硬とよばれる子宮の収縮を呈する。内出血が主だが外出血を伴うこともある。

3□□ 重症例では、胎盤後血腫が増大して子宮内圧が❹_____し、子宮筋層、漿膜へと血液が浸潤して子宮溢血状態となる。また、❺_____（DIC）を起こすこともある。

表4 前置胎盤と常位胎盤早期剥離

	前置胎盤	常位胎盤早期剥離
出血	●陣痛発作時に多く、間欠時に少ない ●外出血	●陣痛に関係なく起こる ●内出血
子宮底	●上昇しない	●上昇する ●板状に硬い
胎児心音	●良好	●早期から消失
内診	●胎盤を触れる	●胎盤が触れない
痛み	●あまりない	●激痛

Answer
3）流産・早産
❻無症状 ❼22 ❽36
❾子宮収縮 ❿早産

4）前置胎盤
解答順不同→❷～❹
❶内子宮口 ❷全 ❸部分
❹辺縁 ❺無痛性

5）常位胎盤早期剥離
❶胎盤 ❷子宮壁 ❸下腹部痛
❹上昇 ❺播種性血管内凝固

Ⅱ 疾患ドリル

子宮頸がん

1）病態・症状

〔学習日〕 1回目　　　　2回目

1□□　子宮頸がんは、**子宮頸部**に発生する悪性腫瘍で、組織型は❶＿＿＿＿＿＿＿＿が多い。

2□□　子宮頸がんは、❷＿＿＿＿＿＿＿＿＿＿＿＿＿（HPV）16型・18型の感染により発症するといわれている。子宮頸がんの好発年齢は、❸＿＿＿＿＿＿＿歳代である。

3□□　病期は、❹＿＿＿＿＿＿＿～Ⅳ期に分けられる。Ⅰ期は、がんが❺＿＿＿＿＿＿＿に限局する。Ⅱ期は、子宮頸部を越えて広がっているが骨盤壁または腟壁下1/3には達していないもの、Ⅲ期は、がん浸潤が❻＿＿＿＿＿＿＿または腟壁下1/3まで達しているもの、Ⅳ期は、小骨盤腔を越えて広がるあるいは膀胱・直腸粘膜への浸潤があるものである。

4□□　子宮頸がんの初期は、無症状のことが多い。進行すると、❼＿＿＿＿＿＿＿や性交時の接触出血、悪臭を伴う❽＿＿＿＿＿＿＿が増加する。

2）検査・治療

〔学習日〕 1回目　　　　2回目

1□□　診断は、❶＿＿＿＿＿＿＿、❷＿＿＿＿＿＿＿＿＿＿、内診、組織診などで行う。

2□□　**コルポスコピー**は、**コルポスコープ**を用いて❸＿＿＿＿＿＿＿を拡大して観察する方法である。肉眼では確認できない子宮腟部の色調や形態、凹凸などを観察し、病変の存在や広がりなどを発見する。

3□□　子宮頸がんの手術療法には、子宮頸部を円錐状に切除する❹＿＿＿＿＿＿＿、子宮を摘出する❺＿＿＿＿＿＿＿や、子宮と一部の腟壁、多くの場合で付属器を摘出してリンパ節郭清を行う❻＿＿＿＿＿＿＿などがある。
0期～Ⅰa1期では円錐切除術または単純子宮全摘出術を行い、Ⅰa2期では準広汎子宮全摘出術、Ⅰb1期～Ⅱb期では広汎子宮全摘出術を行う。

4□□　円錐切除術では、術後の❼＿＿＿＿＿＿＿は可能である。

5□□　Ⅲ～Ⅳ期には、一般に❽＿＿＿＿＿＿＿療法、化学療法が行われる。

6□□　HPV感染症は、予防接種法における定期予防接種の❾＿＿＿＿＿＿＿疾患にあたる。小学校6年生～高校1年生相当の間に3回接種する。使用されるワクチンは❿＿＿＿＿＿＿ワクチンである。

Answer

1）病態・症状
❶扁平上皮がん
❷ヒトパピローマウイルス
❸30～40　❹0　❺子宮頸部
❻骨盤壁　❼不正出血　❽帯下

2）検査・治療
解答順不同→❶❷
❶細胞診　❷コルポスコピー
❸子宮腟部　❹円錐切除術
❺単純子宮全摘出術
❻広汎子宮全摘出術　❼妊娠
❽放射線　❾A類　❿不活化

Ⅱ 疾患ドリル

子宮体がん

1）病態・症状

学習日 1回目　　　2回目

1□□　子宮体がんは、**子宮体部**に発生する悪性腫瘍で（図1）、組織型は、多くが❶＿＿＿＿＿である。

2□□　子宮体がんは、❷＿＿＿＿＿前後の50〜60歳代に多くみられる。また、❸＿＿＿＿＿の経験のない女性に多く、多産婦には少ない傾向にある。

3□□　子宮体がんは、❹＿＿＿＿＿依存性に発症するものと別の原因によるものに分類される。エストロゲン依存性のものでは、肥満、糖尿病、高血圧、エストロゲン製剤の長期の使用なども発症に関与するとされる。

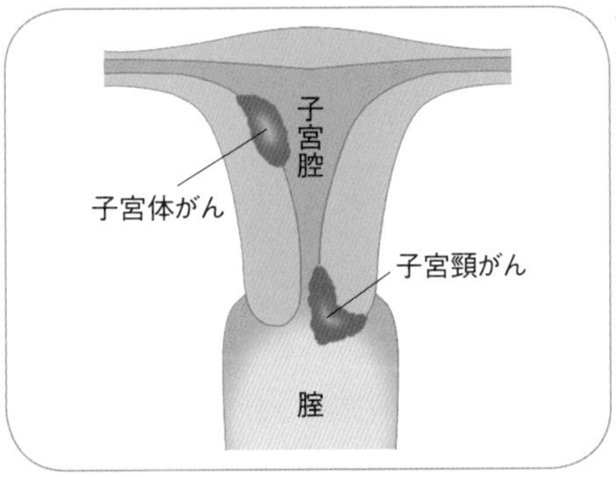

4□□　子宮体がんの病期は、0〜Ⅳ期に分類される。Ⅰ期は、がんが❺＿＿＿＿＿に限局するもの、Ⅱ期は頸部間質に浸潤があるが子宮を越えていないもの、Ⅲ期は、子宮外に広がるが小骨盤腔を越えていないもの、Ⅳ期は、小骨盤腔を越えているか膀胱や粘膜を侵すもの、遠隔転移のあるものである。

5□□　子宮体がんでは、❻＿＿＿＿＿や血性の❼＿＿＿＿＿、陣痛様の下腹部痛である❽＿＿＿＿＿徴候などの症状を認める。

6□□　子宮体がんは❾＿＿＿＿＿期の女性に多く発症するため、不正出血を❿＿＿＿＿と混同することがある。

図1　頸がんと体がんの発生部位

（図中ラベル：子宮腔、子宮体がん、子宮頸がん、腟）

study! **子宮頸がん、子宮体がんの比較**

	子宮頸がん	子宮体がん
組織型	多くが扁平上皮がん	多くが腺がん
要因	ヒトパピローマウイルス（HPV）	女性ホルモンが関係
好発年齢	30〜40歳代	50〜60歳代

2）検査・治療

学習日 1回目　　　2回目

1□□　子宮体がんの検査では、❶＿＿＿＿＿、子宮内膜組織診などが行われる。子宮腔内を内視鏡で観察する❷＿＿＿＿＿も行われる。

2□□　子宮体がんでは、❸＿＿＿＿＿が第一選択となる。

3□□　子宮体がんのⅡ〜Ⅲ期では、❹＿＿＿＿＿が行われることが多い。

4□□　広汎子宮全摘出術では、膀胱や直腸に分布する神経が損傷され、❺＿＿＿＿＿障害や排便障害が起こることがある。

Answer

1）病態・症状

❶腺がん　❷閉経　❸妊娠
❹エストロゲン　❺子宮体部
❻不正出血　❼帯下　❽シンプソン
❾更年　❿月経不順

2）検査・治療

❶子宮内膜細胞診
❷ヒステロスコピー　❸手術療法
❹広汎子宮全摘出術　❺排尿

Ⅱ 疾患ドリル

乳がん

1）病態・症状

1□□　乳がんとは、❶＿＿＿＿＿＿組織に発生する上皮性悪性腫瘍で、❷＿＿＿＿＿＿や❸＿＿＿＿＿＿から発生するが、多くが❹＿＿＿＿＿＿に発生する。

2□□　❺＿＿＿＿＿＿歳代の女性に多く発生する。

3□□　乳がんの主な危険因子として、❻＿＿＿＿＿＿経験がない、授乳経験がない、❼＿＿＿＿＿＿年齢が高い、❽＿＿＿＿＿＿摂取、喫煙、肥満などがある。

4□□　病期分類は、❾＿＿＿＿＿＿分類を使用する。Tは**原発巣**、Nは**所属リンパ節**、Mは**遠隔転移**である。**TNM分類**により病期は0〜Ⅳ期に分類される。

5□□　0期は❿＿＿＿＿＿がん、Ⅰ〜Ⅲ期は遠隔転移を伴わない浸潤がんである。Ⅳ期は遠隔転移を伴う。転移の様式には**リンパ行性**、**血行性**がある。

6□□　症状に、乳房の⓫＿＿＿＿＿＿の触知、⓬＿＿＿＿＿＿状の陥没などがある。

2）検査・治療

1□□　乳がんの早期発見には、定期的な❶＿＿＿＿＿＿が重要である。

2□□　乳がんでは、❷＿＿＿＿＿＿、触診、X線による❸＿＿＿＿＿＿、超音波検査、MRIなどの検査を行う。画像検査で乳がんが疑われる場合は、❹＿＿＿＿＿＿や❺＿＿＿＿＿＿を行い診断する。

3□□　乳がんの治療には、手術や❻＿＿＿＿＿＿による局所療法と、❼＿＿＿＿＿＿による全身療法がある。手術には、❽＿＿＿＿＿＿（乳房部分切除術）、❾＿＿＿＿＿＿がある。

4□□　近年では、❿＿＿＿＿＿生検で転移のないことが確認されれば、⓫＿＿＿＿＿＿が省略される。

5□□　術後の再発予防や、転移や再発による症状緩和を目的に⓬＿＿＿＿＿＿療法が行われる。術後照射で、放射線肺臓炎などの放射線障害が出現することがある。

6□□　リンパ節郭清後は、患側上肢に⓭＿＿＿＿＿＿を生じやすい。予防のためのセルフケアが必要である。

7□□　浮腫の予防、軽減に、リンパの流れを促すマッサージは効果的である。⓮＿＿＿＿＿＿から⓯＿＿＿＿＿＿に向かって行う。また、患側上肢で採血や注射などは行わないようにする。

Answer

1）病態・症状

解答順不同→❷❸

❶乳腺　❷乳管　❸小葉　❹乳管
❺40〜50　❻出産　❼初産
❽アルコール　❾TNM　❿非浸潤
⓫腫瘤　⓬えくぼ

2）検査・治療

解答順不同→❹❺

❶自己検診　❷視診
❸マンモグラフィ　❹細胞診
❺針生検　❻放射線　❼薬物
❽乳房温存術　❾乳房切除術
❿センチネルリンパ節
⓫腋窩リンパ節郭清　⓬放射線
⓭浮腫　⓮末梢　⓯中枢

Ⅲ 復習○×問題

「解剖生理ドリル」と「疾患ドリル」で学習した内容が理解できているか、○×問題に答えて確認しましょう！　発展問題も含まれていますのでチャレンジしてみてください。

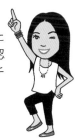

Q 次の問題に○または×で答えてください。

❶ 子宮上部の狭い部分を子宮頸部という。 ○×

❷ 卵巣からは、黄体形成ホルモンと卵胞刺激ホルモンが分泌される。 ○×

❸ エストロゲンの作用によって、子宮内膜は増殖・肥厚する。 ○×

❹ プロゲステロンは、子宮内膜の分泌期への変化や基礎体温の上昇にはたらく。 ○×

❺ 卵子の受精能は排卵後72時間程度である。 ○×

❻ 妊娠が成立すると、黄体は萎縮して退化する。 ○×

❼ 妊娠高血圧症候群は、妊娠20週以降から分娩までをいう。 ○×

❽ 妊娠高血圧症候群に含まれる子癇は痙攣発作を起こす。 ○×

❾ 妊娠糖尿病は75g経口ブドウ糖負荷試験で判定される。 ○×

❿ 妊娠糖尿病の治療は経口血糖降下薬が中心である。 ○×

⓫ 早産とは、妊娠22週から38週未満の出産をいう。 ○×

⓬ 常位胎盤早期剥離は、胎盤が内子宮口の全部または一部を覆っているものをいう。 ○×

⓭ 常位胎盤早期剥離は無痛性であることが多い。 ○×

⓮ 子宮体がんの原因に、ヒトパピローマウイルス（HPV）の感染が考えられている。 ○×

⓯ 子宮頸がんの円錐切除術後の妊娠は可能である。 ○×

⓰ 子宮体がんは腺がんが多い。 ○×

⓱ 子宮体がんの発症にはプロゲステロンの関与が大きい。 ○×

⓲ 乳汁の分泌はプロラクチンにより促進される。 ○×

⓳ 乳がんのマンモグラフィー検査は放射線被曝はない。 ○×

⓴ 乳がん術後の患側上肢のマッサージは末梢から中枢に向かって行う。 ○×

A

❶×子宮下部の狭い部分を子宮頸部という ❷×卵巣からはエストロゲンとプロゲステロンが分泌される。設問にあるホルモンは下垂体前葉から分泌される ❸○エストロゲンは卵胞から分泌され、女性の第二次性徴や卵胞発育、子宮内膜増殖を促す ❹○プロゲステロンは黄体から分泌される ❺×排卵後24時間程度である ❻×妊娠が成立しない場合に萎縮して白体となる ❼×妊娠20週以降～分娩後12週までの高血圧をいう ❽○ ❾○ ❿×食事療法とインスリン製剤での治療が行われる ⓫×37週未満（37週は含まれない） ⓬×設問の内容は前置胎盤 ⓭×突然の激痛を伴うことが多い ⓮×HPVは子宮頸がんの原因である ⓯○ ⓰○ ⓱×エストロゲンの関与が大きい ⓲○ ⓳×X線による放射線被曝がある ⓴○

女

Ⅳ 力だめし国試問題

ここまでの知識を踏まえて国試問題にトライしてみましょう！　選択肢ひとつずつについて、正否の根拠・理由まで考えてみてください。

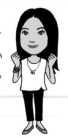

（1）前置胎盤について正しいのはどれか。
placenta previa

1．出血は主に内出血である。

2．妊娠高血圧症候群に合併する。
pregnancy-induced hypertension

3．出血は痛みを伴わない場合が多い。

4．胎盤の下縁が内子宮口に達しないものをいう。

（2）ハイリスク妊娠について正しいのはどれか。

1．多胎妊娠では過期産となりやすい。
multiple pregnancy

2．妊娠糖尿病では低出生体重児となりやすい。
gestational diabetes mellitus

3．前置胎盤のリスクは妊娠中の喫煙量に比例する。
placenta previa

4．妊娠高血圧症候群では胎児発育不全になりやすい。
pregnancy-induced hypertension　fetal growth restriction

（3）子宮頸癌に比べて子宮体癌の特徴はどれか。

1．好発年齢が低い。

2．分娩回数の多い人が罹患しやすい。

3．早期発見率が低い。

4．放射線療法が有効である。

（4）乳癌について正しいのはどれか。
breast cancer

1．乳房の内側に多い。

2．有痛性の腫瘤が特徴である。

3．エストロゲン補充療法を行う。

4．センチネルリンパ節生検により郭清する範囲を決める。

（1）解答　3
×1：出血は陣痛発作時に多く、間欠時に少ない。外出血を呈する。
×2：前置胎盤と妊娠高血圧症候群に関連性はない。前置胎盤は経産婦に多い。
○3：出血時は、痛みは伴わない。また、胎児の状態も良好である。
×4：前置胎盤には、胎盤が開大した内子宮口の全部を覆う全前置胎盤、一部を覆う部分前置胎盤、辺縁に達する辺縁前置胎盤という種類がある。

（2）解答　4
×1：多胎妊娠では、子宮の過剰伸展に伴い早産の発生率が高い。
×2：低出生体重児より巨大児になるおそれがある。
×3：前置胎盤のリスク因子として高齢妊娠、喫煙習慣、多産などがあげられるが、ここでは4を優先する。
○4：妊娠高血圧症候群では、子宮胎盤血流量が低下し、胎盤への酸素や栄養素の供給が低下して子宮内胎児発育遅延をきたしやすい。

（3）解答　3
×1：子宮頸がんは30〜40歳代の発症が多いが、子宮体がんは50歳代以降の発症が多い。
×2：子宮頸がんは経産婦や頻産婦に多いが、子宮体がんは妊娠回数の少ない人に多い。
○3：子宮頸がんは細胞診により早期発見が容易である。子宮体がんは子宮内膜組織診が必要なため、早期発見率は低い。
×4：子宮頸がんでは主に手術療法と放射線療法が行われるが、子宮体がんでは手術療法と化学療法が行われることが多い。

（4）解答　4
×1：乳がんの好発部位は外側上部である。
×2：触診で腫瘤は触知できるが、無痛性のことが多い。
×3：エストロゲンの影響を大きく受けるため、抗エストロゲン療法を行う。
○4：センチネルリンパ節は乳がん転移の際に最初に転移するリンパ節で、リンパ節への転移の有無を判断する指標となる。転移があれば、リンパ節郭清術を行う。

第12章
小児疾患

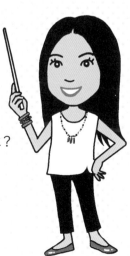

かおりん
advice

この章では
つぎのポイントについて
理解を深めていきましょう！

☑ 川崎病の6つの症状は？

☑ 胎児循環に存在する短絡路は？

☑ 先天性心疾患における左右短絡と右左短絡の違いは？

☑ 消化器疾患の症状が現れてくる時期は？

☑ ネフローゼ症候群と急性糸球体腎炎の違いは？

I 疾患ドリル

川崎病

学習日　1回目 _____　2回目 _____

1□□　川崎病は、**乳幼児**に好発する原因不明の全身性の❶ _____ である。主な症状は、①5日以上続く❷ _____ 、②両側眼球結膜の充血、③口唇の紅潮、苺舌、口腔咽頭粘膜のびまん性発赤、④不定形発疹、⑤四肢末端の変化、⑥非化膿性❸ _____ 腫脹であり、これらのうち5つ以上を認めた場合に診断される。

2□□　**冠動脈**に障害を起こしやすく、冠動脈の拡大や❹ _____ をきたし、**狭心症**や**心筋梗塞**を発症することがある。

3□□　治療では、❺ _____ 大量療法や抗炎症・抗血栓療法としてアスピリンの投与、生物学的製剤や免疫抑制薬の投与などが行われる。近年は副腎皮質ステロイド薬も用いられるようになってきている。

Answer
川崎病
❶血管炎　❷発熱
❸頸部リンパ節　❹冠動脈瘤
❺γグロブリン

先天性心疾患

学習日　1回目 _____　2回目 _____

1□□　先天性心疾患では、左心系の血液が右心系に流入する❶ _____ 短絡と、右心系の血液が左心系に流入する❷ _____ 短絡がある。

2□□　主な先天性心疾患のうち、**心室中隔欠損症**、**心房中隔欠損症**、**動脈管開存症**は❸ _____ 短絡である。**ファロー四徴症**は❹ _____ 短絡である（表1）。

3□□　心室中隔欠損症は先天性心疾患で最も頻度が高く、左心室と右心室を隔てる**心室中隔**に欠損があり、❺ _____ から❻ _____ へ血液が流れる。欠損が小さい場合には自覚症状はあまりない。欠損が大きい場合には心不全や肺高血圧をきたす。

4□□　心房中隔欠損症は、心房の中隔に欠損があり、❼ _____ から❽ _____ へ血液が流入する。聴診所見として、Ⅱ音が固定性に分裂する。胸部X線では、左第2弓の突出を認める。

study! **Ⅱ音の固定性分裂**

大動脈弁閉鎖音（Ⅱa）と肺動脈弁閉鎖音（Ⅱb）が、呼気時・吸気時とも一定の間隔で分裂する。

Answer
先天性心疾患
❶左右　❷右左　❸左右　❹右左
❺左心室　❻右心室　❼左心房
❽右心房

表1　主な先天性心疾患

	心房中隔欠損症	心室中隔欠損症	動脈管開存症	ファロー四徴症
特徴	左右短絡 （左心房→右心房）	左右短絡 （左心室→右心室）	左右短絡 （大動脈→動脈管→肺動脈）	右左短絡 四徴：①肺動脈狭窄、②右室肥大、③大動脈騎乗、④心室中隔欠損
チアノーゼ	なし			あり

5□□ 動脈管開存症は、胎児循環（図1）に必要な動脈管（**❾**＿＿＿＿＿＿＿＿）が閉鎖せず開存したままになる。大動脈から動脈管を経由して**❿**＿＿＿＿＿＿へ血液が流れる。動脈管が太く左右短絡が多ければ心不全をきたす。治療では動脈管結紮術や離断術が行われるが、低出生体重児の場合は薬物療法が行われる。

6□□ ファロー四徴症では、**⓫**＿＿＿＿＿＿**狭窄**、**⓬**＿＿＿＿＿＿**肥大**、**大動脈騎乗**、**心室中隔欠損**の四徴を呈する。右室の静脈血が大動脈へ流れる**右左短絡**を示す。肺血流量の減少と、右左短絡による**⓭**＿＿＿＿＿＿、無（低）酸素発作を生じる。

7□□ 心室中隔欠損症などの左右短絡が続いた結果、肺高血圧状態となって**右左短絡**をきたしてくるものを**⓮**＿＿＿＿＿＿という。**⓯**＿＿＿＿＿＿＿が認められる。

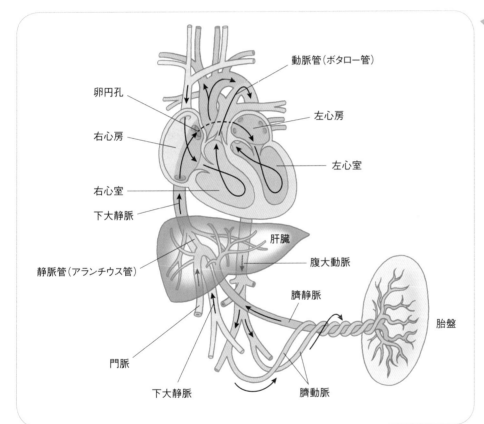

図1 胎児循環

かおりん
point 右左短絡

右左短絡では、右心系から酸素の少ない血液が左心系に流入し全身をめぐるため、チアノーゼを生じます。

study! **胎児循環**

卵円孔：心房中隔に開口する。
静脈管（アランチウス管）：臍静脈と下大静脈を結ぶ。
動脈管（ボタロー管）：肺動脈と大動脈を結ぶ。

Answer
先天性心疾患
❾ボタロー管 **❿**肺動脈
⓫肺動脈 **⓬**右室 **⓭**チアノーゼ
⓮アイゼンメンジャー症候群
⓯チアノーゼ

Ⅰ 疾患ドリル

消化器疾患

study! **ヒルシュスプルング病の症状**

新生児期には胎便排泄の遅延がみられる。

1）ヒルシュスプルング病

学習日　1回目　　2回目

1□□　ヒルシュスプルング病は、**アウエルバッハ神経叢**や**マイスナー神経叢**が欠落し、その部分で正常な**蠕動運動**が起こらず、機能的に閉塞して重症の❶＿＿＿＿＿を呈する。❷＿＿＿＿＿を併発しやすく、敗血症に至ることがある。

2）肥厚性幽門狭窄症

学習日　1回目　　2回目

1□□　肥厚性幽門狭窄症は、生後1か月前後で、幽門筋層の肥厚により❶＿＿＿＿＿部の**通過障害**を起こす疾患である。男女比では男児に多い。

2□□　生後2～4週頃に、飲んだミルクを❷＿＿＿＿＿に**嘔吐**するようになる。吐物に胆汁成分は混じらない。肥厚した幽門部にオリーブ上の腫瘤を触知する。嘔吐により脱水や❸＿＿＿＿＿をきたす。

3□□　治療では、授乳のたびに❹＿＿＿＿＿を投与する保存的療法と、幽門の筋層を切開する粘膜外幽門筋切開術がある。

かおりん point **小児の消化器疾患**

先天性胆道閉鎖症なども学習しておきましょう。

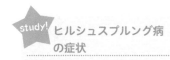

Answer

1）ヒルシュスプルング病
❶便秘　❷腸炎

2）肥厚性幽門狭窄症
❶幽門　❷噴水状
❸代謝性アルカローシス
❹硫酸アトロピン

3）鎖肛
❶肛門　❷人工肛門

4）腸重積症
❶絞扼性　❷高圧浣腸

3）鎖肛（直腸肛門奇形）

学習日　1回目　　2回目

1□□　鎖肛（直腸肛門奇形）とは、直腸・肛門の発生異常により、正常な❶＿＿＿＿＿が形成されない先天性の疾患である。直腸の下端と排便にかかわる筋群との位置関係により**高位型**、**中間位型**、**低位型**に分類される。

2□□　低位型では肛門形成術を行う。中間位、高位型ではいったん❷＿＿＿＿＿を造設し、その後肛門形成術を行う。

4）腸重積症

学習日　1回目　　2回目

1□□　腸重積症は、**腸管**の一部がこれに連続する腸管の中に潜り込んでしまうものである。腸管の陥入により、❶＿＿＿＿＿**腸閉塞**をきたす。生後3か月～2歳ごろに多い。嘔吐は、初期は非胆汁性、進行すると胆汁性となる。

2□□　治療では、空気や造影剤を用いた❷＿＿＿＿＿で**整復**する。無効の場合や重症例などでは手術療法が行われることもある。

I 疾患ドリル

腎疾患

1）ネフローゼ症候群

1□□　ネフローゼ症候群は、小児に好発する腎疾患で、大量のたんぱくが尿中に排泄され、高度の❶＿＿＿＿＿＿＿と❷＿＿＿＿＿＿＿＿＿を呈する。表1の診断基準により診断する。

2□□　多くの場合、浮腫と❸＿＿＿＿＿＿＿を伴う。小児の場合は、多くが微小変化型ネフローゼ症候群である。

3□□　通常は**浮腫**を主症状として発症する（表2）。治療では、安静にし、食事療法では塩分・水分制限を行う。薬物療法では、一般に❹＿＿＿＿＿＿＿＿＿が用いられる。副作用として易感染、消化性潰瘍、糖尿病、❺＿＿＿＿＿顔貌、骨粗鬆症などを生じるおそれがあるため注意する。無効例や再発例では免疫抑制薬が使われる。

表1　小児ネフローゼ症候群の診断基準

以下の1または2に該当する際、ネフローゼ症候群と診断する。
1．国際小児腎臓病研究班（International Study of Kidney Disease in Children：ISKDC）の診断基準
　高度たんぱく尿（夜間蓄尿で 40mg/時/m^2 以上または早朝尿で尿たんぱくクレアチニン比 2.0g/gCr 以上）、低アルブミン血症（血清アルブミン 2.5g/dL 以下）
2．厚生省特定疾患調査研究班の診断基準
　① たんぱく尿
　　3.5g/日以上または 0.1g/kg/日、または早朝起床時第一尿で 300mg/dL 以上のたんぱく尿を持続
　② 低たんぱく血症
　　1）血清総たんぱく量：学童・幼児 6.0g/dL 以下、乳児 5.5g/dL 以下
　　2）血清アルブミン量：学童・幼児 3.0g/dL 以下、乳児 2.5g/dL 以下
　③ 脂質異常症
　　血清総コレステロール量：学童 250mg/dL 以上、幼児 220mg/dL 以上、
　　　　　　　　　　　　　　　　　　　　乳児 200mg/dL 以上
　④ 浮腫
　※①、②は診断に必須、③、④は必須ではないが認めれば診断はより確実

Answer
1）ネフローゼ症候群
❶たんぱく尿　❷低たんぱく血症
❸脂質異常症
❹副腎皮質ステロイド薬　❺満月様

2）急性糸球体腎炎

学習日　1回目　　　2回目

1□□　原因としては、**❶**＿＿＿＿＿＿＿＿＿（特に12型）による**扁桃炎**や**咽頭炎**などの上気道感染と皮膚感染によるものが多い。

2□□　免疫複合体が組織を傷害する**❷**＿＿＿＿＿＿＿＿＿が関与している。

3□□　**❸**＿＿＿＿＿＿、**❹**＿＿＿＿＿＿、**高血圧**の三大徴候を呈する。また、たんぱく尿、乏尿がみられる（表2）。

4□□　治療では、腎臓への血流を保つため**❺**＿＿＿＿＿＿にし、食事療法では**塩分制限**、**低❻**＿＿＿＿＿＿、**高エネルギー**とする。

study! B群溶血性連鎖球菌

溶血性連鎖球菌はA群のほか、B群など複数のグループにわけられる。B群溶血性連鎖球菌は膣や肛門などにいる常在細菌で母体には無症状であるが、出産時に新生児に垂直感染し、肺炎・敗血症・髄膜炎などの重篤な感染症を発症させることがある。

Answer
2）急性糸球体腎炎
解答順不同→❸❹
❶A群β溶血性連鎖球菌
❷Ⅲ型アレルギー　❸血尿
❹浮腫　❺安静　❻たんぱく

表2　ネフローゼ症候群と急性糸球体腎炎

	ネフローゼ症候群	急性糸球体腎炎
原　因	不明	A群β溶血性連鎖球菌感染
好発年齢	3～6歳、男児に多い	5～10歳、男児に多い
主症状	たんぱく尿、低たんぱく血症、脂質異常症、浮腫	血尿、高血圧、浮腫、たんぱく尿、乏尿
治　療	ステロイド薬治療、安静、食事療法など	安静、食事療法など
予　後	再発が多い	良好

乳幼児突然死症候群

学習日　1回目　　　2回目

1□□　乳幼児突然死症候群は、「それまでの健康状態および既往歴からその死亡が予測できず、しかも死亡状況調査および解剖検査によってもその原因が同定されない、原則として**❶**＿＿＿＿＿未満の児に突然の死をもたらした症候群」とされる。

2□□　生後2～6か月に多く、主に**❷**＿＿＿＿＿中に突然発生した死として発見されることが多い。

3□□　原因として、生後の環境因子では、**❸**＿＿＿＿＿＿＿＿、寝具の性状、暖めすぎによる高温度などが想定されている。

Answer
乳幼児突然死症候群
❶1歳　❷睡眠　❸うつぶせ寝

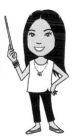

II 復習○×問題

「疾患ドリル」で学習した内容が理解できているか、○×問題に答えて確認しましょう！ 発展問題も含まれていますのでチャレンジしてみてください。

Q 次の問題に○または×で答えてください。

□□□ ❶ 川崎病では5日以上続く発熱がみられる。 ○×

□□□ ❷ 川崎病では冠動脈瘤を生じやすい。 ○×

□□□ ❸ 川崎病ではアスピリンの定期投与が行われる。 ○×

□□□ ❹ 左右短絡の先天性心疾患ではチアノーゼをきたす。 ○×

□□□ ❺ 心室中隔欠損症は右心系から左心系に血液が流入し、チアノーゼを起こす。 ○×

□□□ ❻ 動脈管開存症は、ボタロー管の閉鎖不全による。 ○×

□□□ ❼ 胎児循環の卵円孔は心室中隔に開く。 ○×

□□□ ❽ ファロー四徴症では左室が肥大する。 ○×

□□□ ❾ ファロー四徴症は右左短絡でチアノーゼを呈する。 ○×

□□□ ❿ 右左短絡が続いた結果に左右短絡を呈するものをアイゼンメンジャー症候群という。 ○×

□□□ ⓫ ヒルシュスプルング病は、腸管の神経節細胞の欠落で生じる。 ○×

□□□ ⓬ 食道と胃の境が狭窄して肥厚性幽門狭窄症が生じる。 ○×

□□□ ⓭ 肥厚性幽門狭窄症では代謝性アシドーシスになりやすい。 ○×

□□□ ⓮ 鎖肛は先天的に生じる肛門の発達異常である。 ○×

□□□ ⓯ 鎖肛の高位型では、いったん人工肛門を造設して、肛門形成術を行うことが多い。 ○×

□□□ ⓰ ネフローゼ症候群ではたんぱく尿と低たんぱく血症を呈す。 ○×

□□□ ⓱ 脂質異常症の存在はネフローゼ症候群の診断に必須の条件である。 ○×

□□□ ⓲ ネフローゼ症候群では非ステロイド性抗炎症薬での治療が中心である。 ○×

□□□ ⓳ 急性糸球体腎炎は肺炎球菌感染に続発することが多い。 ○×

□□□ ⓴ 急性糸球体腎炎では、血尿、浮腫、高血圧がみられる。 ○×

A

❶○ ❷○ ❸○ ❹×チアノーゼを生じるのは右左短絡である ❺×左心室から右心室に血液が流入する左右短絡で、チアノーゼはきたさない ❻○胎児特有の血管は動脈管＝ボタロー管、静脈管＝アランチウス管 ❼×卵円孔は心房中隔に開く ❽×ファロー四徴症では右室が肥大する ❾○ ❿×左右短絡が続き右左短絡をきたすもの ⓫○ ⓬×食道と胃の境は噴門 ⓭×嘔吐により代謝性アルカローシスになりやすい。また、嘔吐により脱水も生じやすい。小児は、体重に占める体液の割合が高いことなどから、成人よりも脱水をきたしやすい ⓮○ ⓯○ ⓰○ ⓱×存在すればより確実であるが必須ではない ⓲×薬物療法の中心は副腎皮質ステロイド薬である ⓳×溶連菌感染に続いて発症する ⓴○

Ⅲ 力だめし国試問題

ここまでの知識を踏まえて国試問題にトライしてみましょう！　選択肢ひとつずつについて、正否の根拠・理由まで考えてみてください。

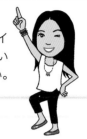

（1）出生時体重3050gの正期産児。新生児期に最もチアノーゼを生じやすい先天性心疾患はどれか。

1．卵円孔開存症　　　　2．心房中隔欠損症

3．心室中隔欠損症　　　4．ファロー四徴症

（2）肺高血圧が長期に持続し、肺血管抵抗が上昇することにより、短絡血流が主に左右短絡から右左短絡になった状態はどれか。

1．拡張型心筋症
dilated cardiomyopathy

2．総肺静脈還流異常症
total anomalous pulmonary venous return

3．Fallot〈ファロー〉四徴症
tetralogy of Fallot

4．Eisenmenger〈アイゼンメンジャー〉症候群
Eisenmenger syndrome

（3）1か月の乳児。噴水状に嘔吐している。児の消化管の狭窄部位はどれか。

1．食道　　　　　　　　2．噴門

3．幽門　　　　　　　　4．回腸

（4）Aちゃん（8歳、女児）は、高度の浮腫と蛋白尿とがみられたため入院し、ネフローゼ症候群と診断され、ステロイド大量療法が開始
nephrotic syndrome
された。現時点でのAちゃんへの看護で適切なのはどれか。

1．水分摂取を促す。

2．塩分制限はないと伝える。

3．病院内を散歩してもよいと伝える。

4．一時的に満月様顔貌〈ムーンフェイス〉になることを説明する。

⑴　**解答　4**

×1：卵円孔開存症ではチアノーゼの出現はみられない。

×2：心房中隔欠損症は左右短絡で、新生児期・幼児期を通じて自覚症状に乏しい。

×3：心室中隔欠損症は欠損口の大きさにより臨床症状は様々であるが、小欠損ではほとんど症状を認めない。

○4：ファロー四徴症では、チアノーゼの程度は肺動脈狭窄の程度に起因し、肺動脈狭窄が強度の場合、新生児期よりチアノーゼを認める。

⑵　**解答　4**

×1：拡張型心筋症では、心室の拡張、収縮不全をきたす。

×2：総肺静脈還流異常症では、4本の肺静脈から血流が左心房に入らず、右心房に戻ってしまう。肺静脈圧が上昇し、肺うっ血に陥りやすい。

×3：ファロー四徴症では、肺動脈狭窄、右室肥大、大動脈騎乗、心室中隔欠損を呈し、右左短絡を形成する。

○4：アイゼンメンジャー症候群では、原疾患として肺高血圧を伴う左右短絡疾患があり、肺動脈圧が大動脈圧を上回ることで、右左短絡が形成される。

⑶　**解答　3**

1か月で噴水状に嘔吐していることから、肥厚性幽門狭窄症と考えられる。幽門筋層の肥厚により幽門部が通過障害を起こす。

⑷　**解答　4**

×1、2、3：ネフローゼ症候群は低たんぱく血症、高度なたんぱく尿、浮腫（眼瞼や下肢）、脂質異常症を主な症状とする。主にアルブミンなどの血中たんぱくが尿中に排泄されるため、血中たんぱくが減少し、血漿膠質浸透圧が低下して全身に浮腫を生じやすい。水分制限、塩分制限、安静が必要である。

○4：薬物療法としてステロイド療法が有効だが、満月様顔貌などの副作用が現れるため、患者と家族への説明は重要である。

第13章

精神疾患

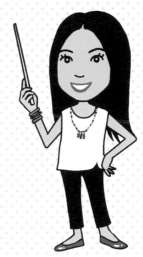

かおりん
advice

この章では
つぎのポイントについて
理解を深めていきましょう！

☑ うつ病の症状にはどんなものがある？

☑ 統合失調症の陽性症状と陰性症状とは？

☑ 精神疾患に用いられる薬剤とその副作用は？

☑ てんかんの発作の分類と意識障害の有無は？

I 疾患ドリル

うつ病

1）病態・症状

学習日 1回目 _____ 2回目 _____

かおりん point 躁うつ病

躁うつ病では、躁状態とうつ状態が現れます。躁状態は、高揚した爽快な気分で行動が拡大する状態で、思考の異常として観念奔逸や誇大妄想などがあります。躁状態の治療には炭酸リチウムが用いられます。血中濃度のモニタリングが必要です。

1 □□　うつ病は感情、意欲、思考に障害をきたす❶_____の**精神障害**である。

2 □□　うつ病の好発年齢は❷_____歳および**初老期**である。

3 □□　原因としては、几帳面、まじめ、責任感が強いといった性格傾向（❸_____基質、粘着基質）に、環境変化やライフイベント、❹_____が影響して発症すると考えられている。また、生物学的な要因として、シナプスでの❺_____の欠乏が関与すると考えられている。

4 □□　うつ病の症状では、**抑うつ気分**と共に、❻_____**の減退**、**興味の喪失**、❼_____**の低下**などが起こる。妄想もみられ、うつの**3大妄想**として、自分を罪深いと考える❽_____、お金に困窮すると思い込む❾_____、重い病気にかかっていると考える❿_____がある。

5 □□　思考の異常として、考えが消えてしまうように感じ思考が前に進まない⓫_____がある。

study! SSRIの副作用

SSRIの副作用に、悪心、不眠、口渇、便秘、めまいなどがある。

6 □□　精神症状のほか、食欲低下、⓬_____（入眠困難、早朝覚醒）、全身倦怠感などの**身体症状**もみられる。

7 □□　うつ病の症状は、⓭_____に強く⓮_____には軽快するという**日内変動**が特徴である。

8 □□　うつ病の**自殺企図**は、最重症になる前の時期や⓯_____に多い。

9 □□　**高齢者**のうつ病では、⓰_____症状が目立たず、⓱_____症状を訴えることが多い。

Answer
1）病態・症状
❶内因性　❷20〜40
❸メランコリー親和型　❹ストレス
❺セロトニン　❻意欲　❼思考力
❽罪業妄想　❾貧困妄想
❿心気妄想　⓫思考制止
⓬睡眠障害　⓭午前　⓮午後
⓯回復期　⓰精神　⓱身体

2）検査・治療
解答順不同→❶❷
❶薬物療法　❷精神療法
❸三環系抗うつ薬
❹選択的セロトニン再取り込み阻害薬

2）検査・治療

学習日 1回目 _____ 2回目 _____

1 □□　うつ病の治療には❶_____、電気けいれん療法、❷_____、生活指導がある。電気けいれん療法は近年、全身麻酔下で筋弛緩薬を用いて行う修正型電気けいれん療法が主流である。

2 □□　抗うつ薬には、❸_____、❹_____（SSRI）、**セロトニン・ノルアドレナリン再取り込み阻害薬**（SNRI）ノルアドレナリン作動性・特異的セロトニン作動性抗うつ薬（NaSSA）などがある。

Ⅰ 疾患ドリル

統合失調症

1) 病態・症状

学習日　1回目　　　2回目

1□□　統合失調症は、比較的若年に発症する、❶＿＿＿＿＿＿＿＿を主とした内因性の精神疾患である。

2□□　原因は不明だが、神経伝達物質の❷＿＿＿＿＿＿＿＿の関与が示唆されている。

3□□　統合失調症の症状は❸＿＿＿＿＿症状と❹＿＿＿＿＿症状に分類される。

4□□　**陽性症状**とは、"本来ないはずのものを感じる"症状といえるもので、❺＿＿＿＿＿＿、❻＿＿＿＿＿＿、思考障害、自我障害などがある。妄想は理論的あるいはていねいに説明しても❼＿＿＿＿＿＿な誤った思考である。❽＿＿＿＿＿＿＿、迫害妄想、誇大妄想などがある。

5□□　**陰性症状**とは、"あるはずのものがなくなる"症状といえるもので、❾＿＿＿＿＿＿、意欲の低下、思考の貧困化などがある。

6□□　**思考障害**として、文章がつながらず話がまとまらない❿＿＿＿＿＿・**滅裂思考**などを呈す。

7□□　**自我障害**には、させられている、操られていると感じる**作為体験**、他人から考えを吹き込まれていると感じる⓫＿＿＿＿＿＿、自分の考えを他人に抜き取られていると感じる**思考奪取**などがある。

8□□　感情障害として、同一対象に対して愛情や憎しみなどの逆の感情が同時に存在する⓬＿＿＿＿＿＿（anbivalence）がみられる。

> **study!** **社会生活技能訓練（SST）**
> 訓練などにより対人関係技能などの向上を図る認知行動療法の一つ。

2) 検査・治療

学習日　1回目　　　2回目

1□□　治療は、**抗精神病薬**による❶＿＿＿＿＿＿が中心で、そのほか、作業療法、レクリエーション療法、❷＿＿＿＿＿＿（SST）などが行われる。

2□□　**定型抗精神病薬**（クロルプロマジン、ハロペリドールなど）では、じっとしていられない❸＿＿＿＿＿＿、筋の異常緊張が続く❹＿＿＿＿＿＿、主に口唇周囲に**不随意運動**を生じる❺＿＿＿＿＿＿、**パーキンソニズム**などの副作用が起きやすい。

3□□　抗精神病薬の重大な副作用に❻＿＿＿＿＿＿がある。❼＿＿＿＿＿＿や筋強剛を中心に発汗や意識障害などを呈し、ショックに陥り死に至ることもある。

Answer

1) 病態・症状

解答順不同→❸❹、❺❻

❶人格障害　❷ドパミン　❸陽性
❹陰性　❺妄想　❻幻覚
❼訂正不能　❽被害妄想
❾感情鈍麻　❿連合弛緩
⓫思考吹入　⓬両価性

2) 検査・治療

❶薬物療法　❷社会生活技能訓練
❸アカシジア　❹ジストニア
❺遅発性ジスキネジア
❻悪性症候群　❼発熱

Answer
2）検査・治療
❽陰性 ❾糖尿病

4□□ **非定型抗精神病薬**（オランザピン、クエチアピン、リスペリドンなど）は❽ ＿＿＿＿＿＿ 症状にも効果があるとされる。副作用に**糖尿病**や**体重増加**があり、オランザピン、クエチアピンは❾ ＿＿＿＿＿＿ には禁忌である。

てんかん

1）病態・症状

学習日　1回目　　　　2回目

1□□ てんかんとは、**大脳皮質神経細胞**の**過剰興奮**により、発作性の症状を繰り返す疾患である。原因が不明の❶ ＿＿＿＿＿＿ と、脳腫瘍など脳の器質性病変が原因の❷ ＿＿＿＿＿＿ がある。

2□□ **てんかん発作**は、出現部位により❸ ＿＿＿＿＿＿ 発作と❹ ＿＿＿＿＿＿ 発作に分けられる。前者は、異常な電気活動が脳の一部で始まるもので、症状もからだの一部から始まる。後者は、異常な電気活動が両側の❺ ＿＿＿＿＿＿ 半球で同時に起こることで生じる。

3□□ **部分発作**は、意識障害を伴わない❻ ＿＿＿＿＿＿ 部分発作と、意識障害を伴う❼ ＿＿＿＿＿＿ 部分発作に分けられる。

4□□ **全般発作**には、❽ ＿＿＿＿＿＿ 、❾ ＿＿＿＿＿＿ 、**ミオクロニー発作**、**脱力発作**などがある。

5□□ 欠神発作は、突然❿ ＿＿＿＿＿＿ を消失し、数秒後に回復する。小児の女子に多くみられる。

6□□ ミオクロニー発作は、四肢や体幹の屈筋に短時間の⓫ ＿＿＿＿＿＿ が生じる。

7□□ ⓬ ＿＿＿＿＿＿ 発作は、突然全身の力が抜けて**脱力**する。転倒することで外傷を生じやすい。

8□□ ⓭ ＿＿＿＿＿＿ 発作は、全身の筋肉が強く収縮し（⓮ ＿＿＿＿＿＿ **性**）、次いで全身の筋肉が律動的に収縮と弛緩を繰り返し四肢が震える（**間代性**）状態になる。

9□□ 痙攣発作が間断なく繰り返し起こったり、1回の発作が長時間持続したり、発作間に意識が回復しない状態を、⓯ ＿＿＿＿＿＿ という。**気道確保**など早急な対応が必要である。

Answer
1）病態・症状
解答順不同→❽❾
❶特発性 ❷症候性 ❸部分
❹全般 ❺大脳 ❻単純 ❼複雑
❽強直間代発作 ❾欠神発作
❿意識 ⓫収縮 ⓬脱力
⓭強直間代 ⓮強直
⓯てんかん重積状態

2) 検査・治療

学習日　1回目 _____ 2回目 _____

1□□　診断では、❶_____検査で異常がみられる。発作時や発作間欠期に**棘波など**
の所見がみられる。

2□□　治療は❷_____が中心で、発作の種類に合わせて薬剤を選択する。

3□□　一般に、**部分発作**には❸_____、**全般発作**にはバルプロ酸ナトリ
ウムが第一選択薬として用いられる。

4□□　**フェニトイン**は安全域が狭く、定期的な❹_____測定が必要である。

5□□　痙攣発作中は、上肢と下肢を軽く支持し、足が跳ね回らないようにする。固定や抑
制はしない。咬舌や下顎脱臼を防ぐため、❺_____を手掌で押し上げるよ
うにする。

study! **棘 波**

脳波に現れる尖鋭な波形で持続が 80ms（ミリ秒）以下のもの。

Answer
2) 検査・治療
❶脳波　❷薬物療法
❸カルバマゼピン
❹血中濃度　❺下顎部

アルコール依存症

学習日　1回目 _____ 2回目 _____

1□□　アルコール依存症とは、アルコールの常用により、❶_____依存、❷_____
_____依存を有するものである。

2□□　次第に飲酒量が増えていく❸_____が特徴である。

3□□　**身体依存**では、急激な飲酒量の減少や断酒により❹_____、手指振戦、
❺_____、発汗、頻脈などの❻_____が現れる。

4□□　**精神依存**では、強い❼_____により、飲まないとイライラしてくる。

5□□　パートナーに対して❽_____を抱く場合がある。

6□□　健忘、見当識障害、作話を主症状とする❾_____を生じること
がある。❿_____障害や⓫_____を合併することが多い。

7□□　治療の基本は⓬_____の継続である。また、薬物療法や、⓭_____
_____への参加を促す。

8□□　薬物療法では、⓮_____（ジスルフィラム、シアナミド）や飲酒欲求を減退
させるアカンプロサートが用いられる。

9□□　自助グループには、断酒会や⓯_____などがある。

study! **アルコール依存症の幻覚**

アルコール依存症の幻覚では、小動物の幻視が多い。

精

Answer
アルコール依存症
解答順不同→❶❷、❹❺
❶精神　❷身体　❸耐性形成
❹せん妄　❺幻覚　❻離脱症状
❼飲酒欲求　❽嫉妬妄想
❾コルサコフ症候群　❿肝機能
⓫膵炎　⓬断酒　⓭自助グループ
⓮抗酒薬
⓯アルコーホーリクス・アノニマス

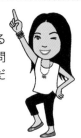

Ⅱ 復習○×問題

「疾患ドリル」で学習した内容が理解できているか、○×問題に答えて確認しましょう！　発展問題も含まれていますのでチャレンジしてみてください。

Q 次の問題に○または×で答えてください。

- □□□ ❶ うつ病には神経伝達物質のドパミンが関与すると考えられている。 ○×
- □□□ ❷ うつ病患者のレクリエーション参加は午前より午後が適する。 ○×
- □□□ ❸ うつ病では極期に自殺企図が起こりやすい。 ○×
- □□□ ❹ 高齢者のうつ病では身体症状が目立つ。 ○×
- □□□ ❺ 自分が重い病気にかかっていると考えるのは罪業妄想である。 ○×
- □□□ ❻ SSRIの主な副作用に消化器症状がある。 ○×
- □□□ ❼ 炭酸リチウム投与時は血中濃度に注意する必要がある。 ○×
- □□□ ❽ 統合失調症は老年期に発症することが多い。 ○×
- □□□ ❾ 感情失禁は統合失調症で起こる。 ○×
- □□□ ❿ 統合失調症の陰性症状として、感情鈍麻などがある。 ○×
- □□□ ⓫ 定型抗精神病薬では、じっとしていられないジスキネジアを招きやすい。 ○×
- □□□ ⓬ 定型抗精神病薬では体重増加や高血糖が起こりやすい。 ○×
- □□□ ⓭ 悪性症候群では、発熱、筋強剛などを呈す。死に至ることもある。 ○×
- □□□ ⓮ てんかんの単純部分発作は意識障害を伴わない。 ○×
- □□□ ⓯ てんかんの脱力発作は部分発作である。 ○×
- □□□ ⓰ 欠神発作では、数十分にわたり意識が消失する。 ○×
- □□□ ⓱ てんかんで発作の頻度や持続時間が増加するものをてんかん重積状態という。 ○×
- □□□ ⓲ てんかんの部分発作ではバルプロ酸ナトリウムが第一選択である。 ○×
- □□□ ⓳ アルコール依存症の治療では節酒を指導する。 ○×
- □□□ ⓴ アルコール依存症では、集団精神療法が行われる。 ○×

A

❶×セロトニンの関与が考えられている　❷○うつ病の症状には日内変動があり午後のほうが軽快するため午後が適している　❸×自殺企図や自殺は最重症期の前や回復期に起こりやすい　❹○　❺×心気妄想である　❻○　❼○有効域と中毒域が近いため中毒に注意する必要がある　❽×若年者に発症することが多い　❾×感情失禁は脳血管性認知症で起こりやすい　❿○　⓫×じっとしていられないのはアカシジア（静座不能）である。ジスキネジアは筋の異常緊張　⓬×体重増加や高血糖がみられるのは、非定型抗精神病薬である　⓭○悪性症候群は抗精神病薬の重篤な副作用の一つである　⓮○　⓯×脱力発作は全般発作である　⓰×数秒程度意識が消失する　⓱○　⓲×部分発作にはカルバマゼピンが用いられる　⓳×アルコール依存症では、節酒ではなく断酒を行う　⓴○

Ⅲ 力だめし国試問題

ここまでの知識を踏まえて国試問題にトライしてみましょう！ 選択肢ひとつずつについて、正否の根拠・理由まで考えてみてください。

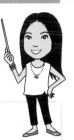

（1）神経伝達物質と精神疾患の組合せで最も関連が強いのはどれか。

1．ドパミン—脳血管性認知症
　　　　　cerebrovascular dementia

2．セロトニン—うつ病
　　　　　depression

3．ヒスタミン—Alzheimer〈アルツハイマー〉病
　　　　　　　Alzheimer disease

4．アセチルコリン—統合失調症
　　　　　　　　schizophrenia

（2）Aさん（21歳、男性）は、統合失調症と診断され、入院してハ
　　　　　　　　　　　　　　schizophrenia
ロペリドールの投与が開始された。入院後3日、39.5℃の急
激な発熱、発汗、筋固縮および意識障害を認めた。Aさんの状
態で考えられるのはどれか。

1．昏迷

2．悪性症候群
　　malignant syndrome

3．てんかん発作

4．静座不能（アカシジア）

（3）意識障害を伴わないてんかん発作はどれか。

1．欠神発作　　　　　　2．強直間代発作

3．単純部分発作　　　　4．複雑部分発作

（4）Aさん（50歳、男性）は、アルコール依存症のために断酒目的で入
　　　　　　　　　　　　　alcohol dependence
院した。入院前日の夜まで毎日飲酒をしていたと話している。入院
当日に優先的に行うのはどれか。

1．抗酒薬の説明を行う。

2．断酒会への参加を促す。

3．振戦の有無を確認する。

4．ストレス対処行動を分析する。

（1）**解答　2**

×1：ドパミンが関与するのは統合失調症である。

○2：セロトニンはうつ病に関与する。シナプス間隙のセロトニンが減少すると、シグナル伝達が低下し、抑うつ気分などのうつ症状が現れる。

×3：ヒスタミンはⅠ型アレルギー反応に関与する。

×4：アセチルコリンは交感神経、副交感神経の節前線維や運動神経が放出する神経伝達物質である。パーキンソン病で増加し、アルツハイマー病で低下する。

（2）**解答　2**

ハロペリドールは定型抗精神病薬である。重篤な副作用として発熱、発汗、筋固縮（筋強剛）、意識障害などを引き起こす悪性症候群がある。てんかん発作では、痙攣や一過性の意識障害を呈する。静座不能はハロペリドールの副作用の一つではあるが、設問の患者の状態とは合致しない。

（3）**解答　3**

×1：欠神発作は全般発作に分類される。数秒間の意識障害をきたす。

×2：強直間代発作は全般発作に分類される。全身の筋肉が強く収縮したのち、律動的な収縮と弛緩を繰り返し、間代性へと移行する。意識障害をきたす。

○3：単純部分発作は意識障害を伴わない。運動発作、感覚発作、自律神経発作、精神発作がある。

×4：複雑部分発作には精神運動発作などがある。意識障害を伴う。

（4）**解答　3**

断酒により、様々な離脱症状が出現するおそれがある。入院後まもなくは振戦が現れることが考えられるため、観察が重要である。抗酒薬の説明や断酒会への参加を促すこと、ストレス対処行動の分析には早すぎる。

フラピエかおり　株式会社 Nurse Style Biz 代表取締役

看護師として13年間、臨床で経験を積む。その後、看護の教育に携わる。途中、国立大学の大学院人文社会科学研究科を修了。大学院在学中は、海外における看護師制度や看護師国家試験制度について研究を行い、そのなかで体得・吸収したことを、自身が行う看護の教育の場で実践している。現在は全国の看護大学・看護専門学校において解剖生理学の講義や国家試験対策講座、また病院において看護研究の指導や看護教育に携わる。これまでに多数の学生を国試合格に導く。学ぶことの大切さ、わかることのおもしろさを多くの看護学生・看護師に伝えている。愛称は"かおりん"。

授業・実習・国試に役立つ！

看護学生のための重要疾患ドリル 2024

2023年9月28日　第1版第1刷発行　　　　　　　定価（本体2,100円＋税）

編　著　フラピエかおり©　　　　　　　　　　　　　　　　＜検印省略＞

発行者　亀井　淳

発行所　株式会社 メヂカルフレンド社

〒102-0073　東京都千代田区九段北3丁目2番4号
麹町郵便局私書箱48号　電話 (03) 3264-6611　振替00100-0-114708
https://www.medical-friend.jp

Printed in Japan　落丁・乱丁本はお取り替えいたします　　印刷／日本ハイコム（株）　製本／（有）井上製本所
ISBN978-4-8392-1728-0　C3047　　　　　　　　　　　DTP／タクトシステム（株）　　　　　107140-106